Martin Gibala
mit Christopher Shulgan

Das 1 Minuten-Workout

Martin Gibala
mit Christopher Shulgan

Das 1 Minuten-Workout

Trainiere schneller, besser und effizienter

Wissenschaftlich belegt

riva

Bibliografische Information der Deutschen Nationalbibliothek
Die Deutsche Nationalbibliothek verzeichnet diese Publikation in der Deutschen Nationalbibliografie. Detaillierte bibliografische Daten sind im Internet über http://dnb.d-nb.de abrufbar.

Für Fragen und Anregungen:
info@rivaverlag.de

Wichtiger Hinweis:
Sämtliche Inhalte dieses Buches wurden sorgfältig geprüft. Der Verlag und der Autor haften für keine nachteiligen Auswirkungen, die in einem Zusammenhang mit den im Buch enthaltenen Informationen stehen. Im Zweifel konsultieren Sie bitte einen qualifizierten Arzt.

1. Auflage 2018

Nymphenburger Straße 86
D-80636 München
Tel.: 089 651285-0
Fax: 089 652096

Die amerikanische Originalausgabe erschien 2017 bei Avery, einem Imprint der Penguin Publishing Group, Unternehmensbereich von Penguin Random House LLC, unter dem Titel *The one-minute workout : science shows a way to get fit that's smarter, faster, shorter*.

Übersetzung: Kimiko Leibnitz
Redaktion: lesezeichen Verlagsdienste, Köln
Umschlaggestaltung: Karen Schmidt
Umschlagabbildung: Shutterstock/Elena Kharichkina
Layout: Daniel Förster, Belgern
Satz: Carsten Klein, München
Druck: GGP Media GmbH, Pößneck
Printed in Germany

ISBN Print 978-3-7423-0244-1
ISBN E-Book (PDF) 978-3-95971-696-3
ISBN E-Book (EPUB, Mobi) 978-3-95971-697-0

INHALT

1

FIT IN NUR WENIGEN MINUTEN PRO WOCHE?

Haben Sie das Gefühl, keine Zeit für Ihre Fitness zu haben? Wollen Sie schnell in Form kommen? Sicher wollen Sie das. Regelmäßige körperliche Aktivität verbessert nicht nur das äußere Erscheinungsbild, sondern auch das Wohlbefinden. Man bekämpft damit außerdem den Alterungsprozess, ist besser gelaunt und senkt das Risiko für Herz-Kreislauf-Krankheiten, Diabetes und sogar Krebs.

Ich finde, Fitnesstraining gehört zu den besten Dingen überhaupt. Die meisten von uns glauben allerdings, dass jede Form von sportlicher Betätigung zeitaufwendig ist. Wir haben den Eindruck, dass wir für ein gutes Workout mindestens eine Stunde brauchen – oder länger, wenn wir die Zeit für die Hin- und Rückfahrt zur Trainingsstätte berücksichtigen.

Meine Studien zeigen, dass diese Vorstellung haltlos ist. In den letzten zehn Jahren wurde viel über hochintensives Intervalltraining, besser bekannt unter dem Akronym HIIT (»Hit« ausgesprochen), geforscht. Wir erfahren gerade, dass HIIT viele Vorteile für ein zeiteffizientes Workout bietet. Besonders wirksam ist das sogenannte Sprintintervalltraining oder SIT, das als extremste Version dieses Ansatzes gilt und sich durch einige wenige, kurze Belastungsphasen auszeichnet, in denen man *all-out* geht – also alles gibt. HIIT-Techniken lassen sich nicht nur auf Laufsprints anwenden, sondern auch auf andere Ausdauerdisziplinen wie Radfahren, Schwimmen oder Rudern. Dank der wissenschaftlichen Erkenntnisse über ultraniedrige Trainingsdosen werden Sie Strategien kennenlernen, um in der Zeit fit zu werden, die Sie normalerweise brauchen, um einen Kaffee zu holen, Ihren Facebook-Status zu aktualisieren oder eine Twitter-Meldung zu lesen.

Erinnern wir uns an dieser Stelle, wie die traditionelle Vorstellung von Fitnesstraining aussieht. Die meisten von uns stellen sich eine Aktivität vor, bei der man sich stundenlang anstrengen muss. Man verbringt zig von Kilometern im Fahrradsattel oder ganze Nachmittage joggend im Wald oder zieht endlose Bahnen im Schwimmbad. Viele Menschen schreckt vor allem der damit verbundene Zeitaufwand ab, woran das ganze Projekt Fitness schließlich scheitert. Sie sind sicher, keinesfalls genug Zeit zu haben, um regelmäßig und produktiv zu trainieren.

Die gute Nachricht ist: Das stimmt nicht. Das haben mich Jahre der Forschung gelehrt. Ich habe festgestellt, dass man durchaus fit sein kann, ohne

Stunde um Stunde im Fitnesscenter zu verbringen. Damit will ich nicht andeuten, dass jeder, der das trotzdem tut, seine Zeit verschwendet. Aber Tatsache ist, dass es eine Methode gibt, mit der man die Vorteile eines stundenlangen Workouts in nur wenigen Minuten Training am Tag erzielen kann. Wenn man sich bestimmte Strategien zu eigen macht, kann man in kürzester Zeit in Form kommen. Zu meinen größten Errungenschaften zählt ein Workout, das die Ergebnisse von etwa einer Stunde kontinuierlicher aerober Aktivität auf eine Minute harter körperlicher Belastung kondensiert.

Das klingt doch verlockend, oder?

Das vorliegende Buch richtet sich an all jene, die bislang glaubten, keine Zeit für regelmäßiges Fitnesstraining zu haben. Ich beschreibe Techniken, die auf dem neuesten Stand der Wissenschaft beruhen, und erkläre, wie sie funktionieren und angewendet werden können. Ich gebe Ihnen außerdem Tipps, wie Sie Ihr Gewicht am besten in den Griff bekommen, und stelle einige einfache Methoden vor, wie Sie mit wenig oder ganz ohne Ausrüstung Ihre eigenen Workouts gestalten können, die dem Aufbau von Muskelmasse dienen und praktisch überall – im Hotel, aber auch im Stadtpark – ausgeführt werden können.

Ich weiß, dass viele Personal Trainer und selbst ernannte Fitnessgurus solche oder ähnliche Versprechen machen. Aber ihnen fehlt oft das Fachwissen, das man als Wissenschaftler und Experte auf diesem Forschungsgebiet hat. Die Studien meines Labors und die bahnbrechenden Ergebnisse wurden unter anderem in der *New York Times*, dem *Time Magazine* und den *NBC Nightly News* besprochen. Mein Beitrag über zeitsparendes Training war 2015 der am häufigsten gelesene Artikel des *Journal of Physiology*, die als die weltweit am häufigsten zitierte Fachzeitschrift für Physiologie gilt. Die beiden am häufigsten gelesenen und heruntergeladenen Beiträge dieser Zeitschrift stammen aus meinem Labor, und darüber hinaus sind drei unserer Artikel in den Top 15. Das ist eine beachtliche Leistung, wenn man bedenkt, wie viel weltweit über Physiologie geforscht wird.

Ich habe außerdem das große Glück, mit vielen tollen Leuten zusammenzuarbeiten. Als Inhaber des Lehrstuhls für Kinesiologie an der McMaster University in Hamilton, Kanada, habe ich täglich mit Wissenschaftlern zu tun, die zu den Besten ihres Fachs zählen. »Wenn es um Sport geht, steht McMaster im

Mittelpunkt des Universums«, stellt Carl Foster fest, seines Zeichens Physiologe an der University of Wisconsin–La Crosse und ehemaliger Präsident d American College of Sports Medicine. McMaster ist ein international angesehenes Forschungszentrum für körperliche Aktivität und ihre Auswirkungen auf die menschliche Physiologie und Gesundheit.

In diesem Buch berufe ich mich nicht nur auf das Fachwissen der Wissenschaftler, die damals und heute an der McMaster University tätig waren bzw. sind, sondern beziehe mich auch auf einige der renommiertesten Sportphysiologen weltweit, um den besten Leitfaden für zeiteffizientes Training zu verfassen, den es bis dato gibt. Ich hoffe, Sie werden die Lektüre unterhaltsam finden und im Anschluss daran genug wissen, um Ihre eigenen Workouts zu gestalten. Und Sie werden wissen, welche Techniken erforderlich sind, um in kürzester Zeit Ihre Fitness und Gesundheit zu verbessern.

Sie sind schon fit? Wenn Sie die hier beschriebenen Techniken nicht anwenden, ist es ziemlich wahrscheinlich, dass Sie im Wettkampf von jemandem besiegt werden, der es tut. Dieses Buch stellt Ihnen Techniken vor, mit denen Sie Trainingsplateaus überwinden und Ihre persönliche Bestzeit um Sekunden oder sogar Minuten verbessern können. So haben Sie mehr Zeit für andere Dinge, beispielsweise für Beruf oder Familie, weil Sie nicht mehr so viel Zeit im Fahrradsattel, auf der Laufbahn oder im Schwimmbecken verbringen. Und in jenen Wochen oder Monaten, in denen Sie wegen beruflicher oder privater Verpflichtungen nicht zum Trainieren kommen, stellt Ihnen dieses Buch eine Reihe von Techniken vor, die darauf ausgelegt sind, Ihr Fitnessniveau mit minimalem Zeitaufwand zu erhalten.

Widmen wir uns nun also den zeiteffizientesten Workouts für die verschiedenen Leistungsstände – für den Couch-Potato, der in Form kommen will, ebenso wie für den Athleten, der seine Laufzeit verbessern will. Sie müssen Ihren Alltag nicht mehr an Ihr Training anpassen, sondern können ab sofort Ihr Workout mühelos in den Alltag integrieren.

EINFÜHRUNG EINES KÜRZEREN WORKOUTS

Was ist Intervalltraining? Im Grunde handelt es sich hierbei um kurze, intensive Belastungsphasen, die von Erholungsphasen unterbrochen werden, in denen man entweder nichts tut – also Pause macht – oder eine leichte Aktivität ausführt. Das Konzept wird leichter verständlich, wenn man es mit herkömmlichem Ausdauertraining vergleicht, also etwa einer längeren Lauf-, Schwimm- oder Radfahreinheit. In jedem Fall zeichnet sich ein traditionelles Training dadurch aus, dass man mit relativ konstantem Tempo eine bestimmte Strecke zurücklegt. Eine grafische Darstellung der körperlichen Anstrengung im Verhältnis zum Zeitaufwand würde ungefähr wie folgt aussehen:

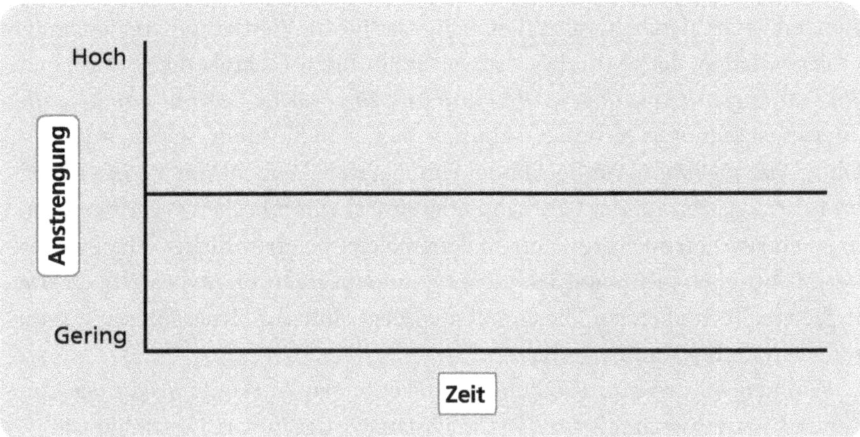

Die kontinuierliche Anstrengung, dargestellt als horizontale Linie, kann eine Dreiviertelstunde, eine Stunde, anderthalb Stunden oder auch länger dauern. Wenn man Zeit hat, ist es eine feine Sache, das Haus zu verlassen und loszujoggen bzw. loszufahren und seinen Gedanken freien Lauf zu lassen. Diese Form von Training hat eine hohe therapeutische Wirkung, denn man kann auf diese Weise Stress abbauen und die Natur genießen. Meine Arbeit hat jedoch gezeigt, dass es effizientere Trainingsformen gibt.

Wenn Zeit unser wertvollstes Gut ist und wir mit unserem Training den größten Nutzen in kürzester Zeit erreichen wollen, sind wir mit den Techniken des Intervalltrainings besser beraten. Die grafische Darstellung eines entsprechenden Workouts sähe wie folgt aus:

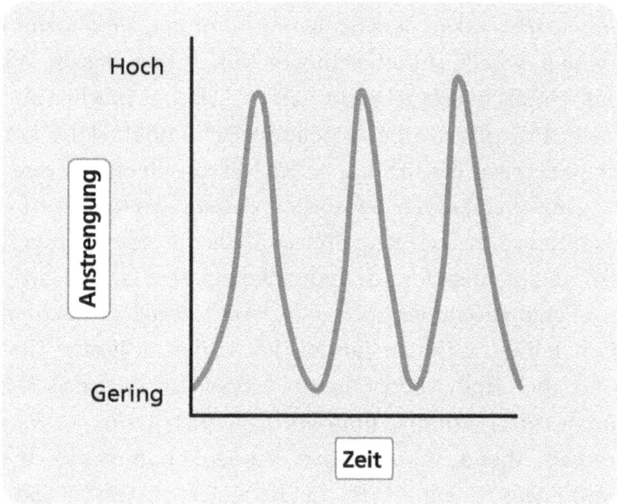

Es geht hierbei also darum, die Intensität des Workouts zu variieren. Intensive Belastungs- und leichte Erholungsphasen wechseln sich ab. Je stärker man sich verausgabt, umso kürzer ist die Belastungsphase und umso weniger Intervalle sind erforderlich, um dieselben Vorteile zu erzielen wie mit einem deutlich längeren, herkömmlichen Ausdauertraining.

Der Wunsch, mit einem möglichst geringen Zeitaufwand einen möglichst großen Trainingserfolg zu erreichen, ist natürlich nicht neu. Denken Sie nur an die dubiosen Heilwasser, die im Wilden Westen von fahrenden Händlern verkauft wurden, oder an die im Comicstil gestalteten Werbeanzeigen, die im Nullkommanichts imposante Muskelberge versprachen. In letzter Zeit veröffentlichte die renommierte Fachzeitschrift *Cell* eine Studie über eine chemische Verbindung mit der Kurzbezeichnung AICAR, die körperlich inaktiven Mäusen half, 44 Prozent weiter zu laufen als Artgenossen, denen das Mittel nicht verabreicht wurde. Die Studie erregte große Aufmerksamkeit, weil die Entwicklung einer »Trainingspille« plötzlich möglich schien, doch ist es bis heute niemandem gelungen, dieselben Ergebnisse an Menschen zu reproduzieren.

Intervalltraining kommt der Wirkweise einer Trainingspille noch am nächsten. In den letzten zehn Jahren wurde hierzu unfassbar viel geforscht, sowohl in meinem Labor als auch in den Einrichtungen meiner Kollegen weltweit. Und Forscher wie ich sind zu dem Schluss gekommen, dass hochintensives Intervalltraining das vielleicht effizienteste Workout ist, das die Wissenschaft der Physiologie jemals hervorgebracht hat. A. J. Jacobs brachte in einem Artikel in der Zeitschrift *Esquire* die Vorteile auf den Punkt: »HIIT könnte die größte Zeitersparnis seit der Erfindung des Mikrowellengeräts sein.«

HIIT steht ganz oben auf der Beliebtheitsliste internationaler Fitnesstrends, die das American College of Sports Medicine jedes Jahr veröffentlicht, die als weltgrößte Organisation für Sportmedizin und Trainingswissenschaft gilt. Nicht nur Personal Trainer in New York und Hongkong richten ihre Fitnesskurse nach den Grundsätzen aus, die ich an der McMaster University erarbeitet habe, auch Hollywoodstars und Models für Victoria's Secret nutzen die Prinzipien des HIIT, um für Filmrollen und Auftritte in der *Fashion Week* in Form zu kommen. Aber das Problem ist: Wir denken immer noch, dass Intervalltraining nur etwas für superfitte, durchtrainierte Leute ist und dass Workouts mindestens eine Stunde dauern müssen, damit sie etwas bringen.

Das ist natürlich Unsinn. Man muss nicht eine Stunde am Stück trainieren. Man kann in zehn Minuten oder sogar noch schneller fertig sein – und in dieser Zeit trotzdem erstaunliche Fitnesszuwächse erzielen. Selbst wenn man Übergewicht hat. Selbst wenn man noch nicht in Form ist. Intervalltraining lässt sich passgenau auf den Anwender und seine Bedürfnisse zuschneiden. Es kann also individualisiert werden, damit jeder fit werden kann – vor allem diejenigen, die gar nicht trainieren, weil sie denken, Sie hätten keine Zeit dafür.

Wollen Sie schnell fit werden? Oder ein Stockwerk Treppen steigen können, ohne außer Atem zu geraten? Intervalltraining kann Ihnen dabei helfen. Wollen Sie Ihre Triathlonzeit verbessern? Mehr Fett verbrennen? Oder einfach nur am Sonntag eine längere Fahrradtour machen? Mit Intervalltraining können Sie all das schaffen.

Am wichtigsten ist vielleicht, dass dieser Ansatz deutlich weniger Zeit beansprucht als andere Trainingskonzepte, die Sie bereits kennen. HIIT ist vor allem für alle jene von uns perfekt, die unter extremem Zeitmangel leiden, beispielsweise Geschäftsleute, die ständig auf Reisen sind, aber auch Vollzeiteltern.

Laut der Nationalen Empfehlungen für Gesundheit sollen Erwachsene wöchentlich mindestens zweieinhalb Stunden bei moderater Intensität trainieren, um einen gesundheitlichen Nutzen zu erzielen. Ambitionierte Freizeitsportler planen pro Workout mindestens eine Stunde ein. Intervalltraining ist eine Methode, um die Vorteile einer einstündigen Laufeinheit oder Radtour in deutlich weniger Zeit zu erreichen. Mit seiner extremsten Form, dem Sprintintervalltraining, lässt sich dieselbe Wirkung mit nur drei Minuten harter Belastung pro Woche erzielen. Mein Labor führte eine Studie durch, die diese Theorie belegte – und die daraus folgende mediale Aufmerksamkeit führte zur Veröffentlichung eines der beliebtesten Artikel der *New York Times*.

Ich freue mich aus demselben Grund über dieses Buch, wie ich mich über das Intervalltraining an sich freue – weil sie beide das Potenzial haben, vielen Menschen zu helfen und ihre Lebensqualität zu verbessern. Damit das Buch für jeden interessierten Laien nachvollziehbar ist, habe ich versucht, es möglichst unterhaltsam und einfach verständlich zu schreiben. Ich hoffe, das ist mir gelungen.

Als Leser erfahren Sie in Kürze, was Intervalltraining ist, wie und warum es funktioniert und für wen es geeignet ist. Dann stelle ich Ihnen eine Reihe von Workouts und Mikro-Workouts vor, die in verschiedenen Laboren weltweit getestet wurden, und erkläre ihre Vorteile, die durch umfangreiche Studien belegt wurden.

Diese Technik lässt sich auf so ziemlich jede Form von sportlicher Aktivität anwenden – und die besonders kurzen Versionen enthalten Elemente, die sowohl die Ausdauer als auch die Kraft steigern. Radfahren, Schwimmen oder Körpergewichtsübungen wie Burpees, Liegestütze und Klimmzüge – sie alle eignen sich für das Intervalltraining.

Und jetzt freue ich mich, die neuesten theoretischen Erkenntnisse in konkrete, praktische Tipps zu übersetzen, die von nahezu jedem angewendet werden können.

WIE ICH ZUM HIIT KAM

Wenn ich heutzutage Interviews in Fernsehsendungen oder für Zeitungen gebe, bezeichnen mich Journalisten oft als »Guru des Intervalltrainings«. Diese Bezeichnung gefällt mir nicht, vor allem wenn man die unglaubliche Entwicklung dieser Trainingsmethode berücksichtigt (auf die wir in Kapitel 3 näher eingehen werden). Es stimmt, dass ich einen Großteil meiner Karriere der Erforschung dieses Themas gewidmet habe. Ich habe in den letzten zehn Jahren Dutzende von Beiträgen in Fachzeitschriften veröffentlicht und bin dabei auf alle Aspekte des Intervalltrainings eingegangen: wie man es ausführt, wer davon profitiert und wie wirksam es im Vergleich zu traditionellen ausdauerorientierten Trainingsansätzen ist. Wenn ich auf den Anfang meiner Forschung zurückblicke, wird mir schnell klar, warum mich dieses Thema schon immer fasziniert hat. 2004 hatte ich gerade meinen zweiten Dreijahresvertrag als Juniorprofessor an der McMaster University unterzeichnet. Es ist schwer, an einer Hochschule eine unbefristete Stelle zu bekommen, und ich hatte weniger als 36 Monate Zeit, um meine Universität von meinen Qualitäten zu überzeugen, oder ich würde meinen Posten verlieren. Es war also eine wichtige Phase in meiner beruflichen Laufbahn, in der es um alles oder nichts ging.

Um mich zu bewähren, musste ich nicht nur gute Veröffentlichungen abliefern, ich hielt auch drei Kurse, darunter eine Veranstaltung mit über 200 Studenten. Meine Frau Lisa hatte gerade wieder angefangen, als Sportlehrerin an der Highschool zu unterrichten. Wir hatten zwei Söhne im Alter von ein bzw. drei Jahren. Ich musste mich also nicht nur um Forschung und Lehre kümmern, sondern auch um meine Familie, und ich hatte zum ersten Mal in meinem Leben das Gefühl, nicht genug Zeit für meine Workouts zu haben.

Ich erinnere mich daran, wie ich nach der Arbeit nach Hause kam und trainieren wollte. Aber dann kam immer etwas dazwischen. Die Jungs mussten gefüttert werden. Oder die Milch war ausgegangen und ich musste noch schnell zum Supermarkt fahren. Oder jemand war krank. Ich stellte das Training hintan, um andere, dringendere Dinge zu erledigen. So vergingen Tage oder eine ganze Woche, bevor ich wieder die Möglichkeit bekam, ein

Workout zu absolvieren. Intervalltraining war damals noch ein Geheimtipp für durchtrainierte Spitzensportler, die ihre athletische Leistung verbessern wollten. Nur wenige Freizeitsportler trauten sich diesen Ansatz zu. Um diese Skepsis zu verstehen, muss man mehr über die Funktionsweise des Körpers wissen.

Fitness ist ein sehr dehnbarer Begriff. Sportwissenschaftler verstehen darunter primär die *kardiorespiratorische* Fitness, ein Parameter, der im Labor durch die Ermittlung der maximalen Sauerstoffaufnahme – kurz VO_2max – gemessen werden kann (V steht für Volumen, O_2 für Oxygenium bzw. Sauerstoff). Sie wird auch als *aerobe* Fitness bezeichnet, womit auf die Fähigkeit des Körpers Bezug genommen wird, Sauerstoff zu transportieren und zu verarbeiten. Forscher halten sie für einen wichtigen Parameter für die Gesundheit. Je fitter man in aerober Hinsicht ist, umso besser kann das Herz Blut pumpen, umso länger dauert es, bis man außer Atem gerät, und umso weiter und schneller kann man Rad fahren, laufen oder schwimmen. Und sie ist auch zufällig die Form von Fitness, die Ihnen dabei hilft, länger und besser zu leben, weil sie die Wahrscheinlichkeit der Entwicklung von Herzinsuffizienz, Diabetes und anderen Krankheiten reduziert. Aerobe Fitness ist das, wonach die meisten streben, wenn sie mit dem Training anfangen.

Wie verbessert man also die aerobe Fitness? Viele Coaches und Athleten dachten lange, dass sie nur mithilfe eines hohen Trainingspensums erreicht werden kann, das bei moderater Intensität absolviert wird. Diese Denkweise spiegelt sich noch in den Nationalen Empfehlungen für Gesundheit wider, die zweieinhalb Stunden Training pro Woche bei moderater Intensität empfehlen, um einen gesundheitlichen Nutzen zu erzielen. Zweieinhalb Stunden. Mindestens. Diese Dauer entspricht zwar weniger als zwei Prozent der wöchentlich zur Verfügung stehenden Stunden, ist aber trotzdem für die meisten Leute, die »Zeitmangel« als Hauptgrund für den Verzicht auf körperliche Betätigung angeben, eine beträchtliche Hürde.

Der Haken an dieser Empfehlung ist, dass sie abschreckend wirkt. Viele sind regelrecht entsetzt. »Erwarten Sie wirklich von mir, zweieinhalb Stunden pro Woche zu trainieren?! Geht's noch? Ich komme ja kaum dazu, die Wäsche aufzuhängen!« Und so kommt es, dass nur 15 bis 20 Prozent der US-amerikanischen Bevölkerung diese Vorgabe erfüllen.

Und trotzdem ist die Regel, wie man fit wird, größtenteils unverändert geblieben: Man soll eine Form von *Steady-State*-Aktivität ausüben, d. h. sich über einen längeren Zeitraum hinweg in gleichbleibendem Tempo bei moderater Intensität bewegen. Dieser Mythos hielt sich teilweise deshalb so hartnäckig, weil viele Menschen diesen Ansatz alternativlos fanden.

Früher dachte man, dass Sprints dazu dienen, die Sprintzeit zu verbessern. Sie galten als Mittel zur Steigerung der Schnelligkeit – nicht der aeroben Fitness. Intervalle können Athleten dabei helfen, schneller zu sprinten, aber Trainer und Wissenschaftler dachten, sie seien für längere Laufdistanzen nutzlos. Man nahm an, dass sie auch für die Verbesserung der allgemeinen Gesundheit oder Fitness nicht sonderlich förderlich seien. Das war zumindest der übliche Gedanke, bevor sich ein neues Verständnis für die Physiologie des Intervalltrainings entwickelte.

EINE FASZINATION MIT INTERVALLEN

Die alte Denkweise hat sich in den letzten zehn Jahren aufgrund des gestiegenen Forschungsinteresses über die Vorteile ultraniedrig dosierten Fitnesstrainings erheblich gewandelt. Wir wissen mittlerweile, dass Intervalltraining auf jeden Fall zu Verbesserungen der aeroben Fitness und Gesundheit führt, die wir normalerweise mit einem deutlich umfangreicheren Ausdauertraining in Verbindung bringen.

Zu dieser Erkenntnis kam ich größtenteils aufgrund eines meiner Hauptseminare mit dem Titel »Integrative Physiologie menschlicher Leistungsfähigkeit«. Es befasst sich damit, wie die verschiedenen Körpersysteme – Blutkreislauf, Atmung, Muskulatur – zusammenarbeiten, um den Energiebedarf bei sportlichen Aktivitäten zu decken. Meine Studenten interessierten sich von Anfang an für die Trainingsprogramme von Spitzenathleten. Wir besprachen unter anderem Roger Bannister, der als erster Mensch eine Meile unter vier Minuten lief, sowie den mehrfachen Tour-de-France-Sieger Lance Armstrong (das war noch vor dem Dopingskandal, durch den ihm die sieben Siege wieder aberkannt wurden).

Eine Trainingsmethode, die beide Athleten verwendeten, waren Intervalle: kurze, anstrengende und wiederholt ausgeführte Belastungsphasen. Meine Studenten konnten nicht begreifen, warum Intervalle Mittelstreckenläufern und Rennradfahrern gleichermaßen halfen. Schließlich hingen diese Disziplinen von der aeroben Fitness ab, der Fähigkeit, eine körperliche Aktivität auszuführen, ohne sie erschöpfungsbedingt abbrechen zu müssen. Die Studenten stellten Fragen wie: »Wie kann Intervalltraining die aerobe Fitness steigern, wenn es sich dabei doch um eine anaerobe Aktivität handelt?« Diese Frage beruhte auf einer Fehlannahme, die sich schon seit vielen Jahren hartnäckig hielt. Sie hat etwas damit zu tun, wie die aerobe und die anaerobe Energiebereitstellung funktioniert. Ich gehe später noch detailliert darauf ein, aber für den Moment müssen wir nur wissen, dass der Körper zwei Hauptwege kennt, um Bewegungen zu realisieren. Er greift überwiegend auf das anaerobe System zurück, wenn er viel Kraft benötigt, etwa um schwere Gewichte zu heben oder mit Höchstgeschwindigkeit zu sprinten. Und er nutzt überwiegend das aerobe System, wenn er weniger anstrengende Bewegungen über einen längeren Zeitraum ausführen muss, wie Joggen oder Radfahren über große Distanz.

Aber wie verhält es sich bei wiederholten Sprints? Es stellt sich heraus, dass diese für das aerobe System eine besonders hohe Belastung darstellen. Um meinen Studenten diesen Aspekt zu veranschaulichen, zeigte ich ihnen die folgende Grafik, die unser neues Verständnis für den Energiebedarf bei Wiederholungssprints widerspiegelt. Sie beruht auf der Forschung, die Ende der 1990er-Jahre an der McMaster University betrieben wurde. In der Studie absolvierten die Probanden auf einem Fahrradergometer insgesamt drei *All-out*-Sprints (maximal-intensive Sprints), zwischen denen jeweils vier Minuten Pause lagen.

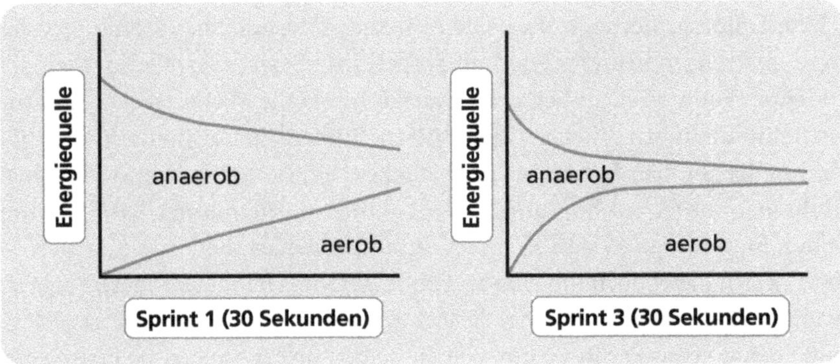

Die linke Grafik zeigt die Energieverteilung im ersten Sprint. Die Energie wird größtenteils vom anaeroben System bereitgestellt, obwohl die Beteiligung des aeroben Systems im Verlauf des Sprints zunimmt. Die rechte Grafik zeigt, wie sich die Tendenz im dritten Sprint verändert: Mittlerweile stellt das aerobe System den größeren Anteil der Energie bereit. Die genaue Energieverteilung hängt von vielen Faktoren ab, unter anderem von der Länge der Belastungs- und Erholungsphasen sowie der Wiederholungszahl. Aber die grundlegende Botschaft ist dieselbe: Wiederholt man das Muster aus Sprint–Erholung–Sprint–Erholung, wird mit der Zeit mehr Energie über den aeroben Stoffwechsel bereitgestellt.

Ich stellte mir daher folgende Frage: Was würde passieren, wenn man als Training ausschließlich Intervalle absolviert? Welchen Vorteil würde das bringen? Wie würde sich dies auf die aerobe Leistung auswirken? In der Fachliteratur gab es vereinzelte Hinweise. Eine Studie an schwedischen Rekruten, die mein Mentor, der namhafte schwedische Physiologe Bengt Saltin, 1973 durchgeführt hatte, ergab, dass sich die körperliche Fitness trotz des geringen Zeitaufwands deutlich steigern ließ. Der japanische Forscher Izumi Tabata wies 1996 nach, dass kurze, intensive Intervalle die kardiorespiratorische Fitness erheblich steigern konnten. Zwei Jahre später zeigte Duncan MacDougall, der meine Masterarbeit an der McMaster University betreut hatte, dass sich mit kurzen, intensiven Intervallen die Anzahl der Mitochondrien in den Muskeln erheblich steigern ließ; Mitochondrien sind die »Kraftwerke« der Zellen, die mithilfe von Sauerstoff Energie produzieren.

EINE STUDIE, DIE MEIN LEBEN VERÄNDERTE

2004 häuften sich die verpassten Workouts, ich fühlte mich überfordert, chronisch unter Zeitdruck und körperlich außer Form. Deshalb führte ich mit einer Handvoll motivierter und begabter Studenten ein intensives Brainstorming durch. (Ich hatte im Laufe der Jahre das Privileg, mit vielen talentierten jungen Leuten zusammenzuarbeiten, die maßgeblich an meiner Forschung beteiligt waren und die ich in vielen Veröffentlichungen neben meinen anderen Mitarbeitern und Kollegen namentlich erwähne.) Ich wollte die Wirkungen des Intervalltrainings untersuchen und herausfinden, ob es tatsächlich eine effizientere Trainingsform war. Konnten Intervalle alle Vorteile eines Dauerlaufs oder einer Radtour bieten – im Bruchteil der Zeit? Während des Brainstormings beschlossen wir, uns darauf zu konzentrieren, mit möglichst wenig Bewegung eine möglichst hohe Steigerung der Fitness zu erzielen.

Ich stand an der Tafel und kritzelte wie wild, während wir die Gestaltung möglicher Experimente besprachen. Stellen Sie sich viele Zurufe vor, während die Tafel mit Grafiken und Gleichungen immer voller wird, die Luft von Kreidestaub geschwängert, und Sie bekommen eine ungefähre Vorstellung von der Atmosphäre, die damals in dem Raum herrschte. Wie viele Intervalle waren nötig? Wie lange sollten sie dauern? Wie viele trainingsfreie Tage sollten zwischen den Workouts liegen?

Wir entwickelten ein einfaches, kurzes und konzentriertes Experiment, um die Wirkung hochintensiver Intervalle zu untersuchen. Dank der Arbeit unserer Kollegen wussten wir, dass Intervalle zu einer Verbesserung der kardiovaskulären Fitness und Anzahl der Mitochondrien im Muskelgewebe führt. Aber wir wussten weder, wie schnell diese Veränderungen eintreten, noch, wie wenig Bewegung ausreichte, um die angestrebten Ergebnisse zu erzielen. Wir hatten auch noch keine Vorstellung davon, welche leistungsfördernde Wirkung Sprints auf aerobe *Steady-State*-Aktivitäten hatten.

Unser Versuch ging der Frage nach, ob eine Handvoll Sprints die Ausdauerleistung verbessern konnte. Und so sollte unser Experiment ablaufen: Wir mussten zunächst ermitteln, wie lange die Probanden auf einem Fahrradergometer fahren konnten, der auf einen bestimmten Widerstand eingestellt war. Dann absolvierten die Probanden in zwei Wochen sechs Trainingseinheiten. In diesen sechs Sessions mussten sie auf dem Fahrradergometer sprinten. Das Protokoll ist unter dem Namen Wingate-Test bekannt (benannt nach der israelischen Sporteinrichtung Wingate Institute, an der er entwickelt wurde), der bei einer explosiven *All-out*-Anstrengung die anaerobe Leistung einer Person misst. Man steigt auf den Sattel und tritt 30 Sekunden bei hohem Widerstand so fest und schnell wie möglich in die Pedale. Dabei soll der Proband bei maximaler Intensität trainieren. »Geben Sie alles – als würden Sie ein Kind vor einem heranrasenden Auto retten wollen«, wies ich die Testpersonen an.

Wingates können hilfreich sein. »Wenn Sie noch nie den Wingate-Test auf einem Fahrradergometer gemacht haben, erzähle ich Ihnen, wie sich das anfühlt«, schrieb A. J. Jacobs in seinem *Esquire*-Artikel über Intervalltraining.

»Es ist so, als würden Ihre Beine ein Kind gebären. Als wären Ihre Waden nach acht Martinis sternhagelvoll. Sie verziehen Ihr Gesicht wie ein Pornodarsteller, der von den AVN einen Preis für den besten flotten Dreier bekommt. Sie geben Laute von sich, die Rückkopplungen während eines Thrash-Metal-Konzerts gleichen … Der Vorteil: Die Nummer ist in 30 Sekunden vorbei.« Jacobs übertreibt nur minimal, denn Wingates sind in der Tat schmerzhaft, aber der Rest stimmt. Sie sollen wirklich alles geben.

Die acht Probanden unseres Experiments waren junge Erwachsene, athletische Studenten beiderlei Geschlechts, wie sie am Kinesiologie-Lehrstuhl der McMaster University oft anzutreffen sind. Sie trieben mehrmals in der Woche Sport, folgten aber keinem Trainingsplan. Das erste Workout der Studie bestand aus vier Wingates oder vier *All-out*-Radsprints à 30 Sekunden mit vier Minuten Pause zwischen den einzelnen Belastungsphasen. Die Sessions fanden im Labor der »Forschungsgruppe für Stoffwechsel im Sport« statt. Das ist ein geräumiger Bereich mit vergleichsweise niedriger Decke, in dem viele Computer, Monitore, Atemschläuche und Trainingsgeräte wie Fahrradergometer und Laufbänder stehen. Die Einrichtung wäre als Filmlocation für *Blade Runner* oder die Science-Fiction-Filme von Neill Blomkamp geeignet.

Die Trainingseinheiten waren ziemlich intensiv. In unserer Zusammenfassung des Experiments hielten wir fest, dass die Probanden während der Sprints »verbalen Zuspruch erhielten«. Das ist eine Untertreibung dessen, was dort vor sich ging. Die Atmosphäre war lauter und aufgeheizter als alles, was ich je in einem Laborumfeld erlebt hatte. Aus den Lautsprechern dröhnte ohrenbetäubende Rockmusik. Jeder Proband, der zum nächsten Sprint ansetzte, wurde von einem halben Dutzend Studenten umringt und nach Leibeskräften angefeuert: »Los! Los! LOS! DU SCHAFFST ES!« Nach dem Sprint schlugen sie die völlig erschöpfte Testperson ab und klopften ihr aufmunternd auf den Rücken.

Am spannendsten wurde es zwei Wochen nach dem Ende des Trainings, als wir den letzten Teil des Experiments durchführten. Erinnern Sie sich, dass wir unsere Probanden vor Beginn des *All-out*-Trainings gebeten hatten, so lange wie möglich bei gleichbleibendem Widerstand auf dem Fahrradergometer zu fahren? Nun baten wir sie um eine Wiederholung. Das war die entscheidende Messung der Studie, um die potenzielle Leistungssteigerung zu benennen, die durch die Sprints eingetreten war. Ich hatte keine Vorstellung, wie gut die Probanden abschneiden würden oder ob sich überhaupt etwas zum Positiven verändert hatte. Und nun testeten wir, was sich nach nur sechs Sprinteinheiten in zwei Wochen getan hatte. Die Gesamtdauer jeder Trainingseinheit betrug im Rahmen unserer Studie gerade einmal 16 Minuten. Würde sich das Training wirklich nennenswert auf die Ausdauerleistung auswirken?

Unsere acht Probanden führten nacheinander den Abschlusstest durch. Im Labor war es totenstill. Im Interesse der Objektivität erhielten sie nun keine Aufmunterung oder Feedback von den Umstehenden. Wir versuchten außerdem, unbeteiligt zu wirken, um die Leistung der Probanden nicht zu beeinflussen.

Als wir die Resultate sahen, war es schwierig, diesen Anschein von Gleichgültigkeit aufrechtzuerhalten. Die Werte waren unglaublich. Die Sprinter hatten ihre Ausdauerkapazität nahezu verdoppelt. Vor dem Training konnten die Probanden im Durchschnitt 26 Minuten bis zur Erschöpfung Rad fahren. Nach den sechs Intervallworkouts betrug die durchschnittliche Dauer sage und schreibe 51 Minuten. Das war ein erstaunliches Ergebnis.

Das war der Augenblick, in dem ich begriff, wie wirksam Sprintintervalle sind und dass sie ein enormes Potenzial haben, die Gesamtfitness zu verbessern. Es war unglaublich: Die jungen Männer und Frauen hatten ihre Ausdauer in der Zeit verdoppelt, die man normalerweise braucht, um beispielsweise

Geschirr zu spülen. Es war das bemerkenswerteste Ergebnis, das ich jemals in meinem Labor erzielt hatte.

Die Sprintintervalle hatten die Körper der Probanden auch in anderer Hinsicht verändert. Wir entnahmen vor und nach dem Training Gewebeproben aus ihrer Oberschenkelmuskulatur. Die Biopsien ergaben, dass die Muskelzellen der Probanden nach dem Training eine signifikant höhere Anzahl an Mitochondrien aufwiesen, weil die Citrat-Synthase (ein für den aeroben Stoffwechsel erforderliches Enzym) um 38 Prozent gestiegen war. Mitochondrien ihrerseits sind die Kraftwerke der Muskeln. Wir gehen in Kapitel 4 noch ausführlicher auf das Thema Trainingsphysiologie ein, aber grob gesagt sorgen mehr Mitochondrien dafür, dass man schneller und mit weniger Erschöpfung mehr aerobe Energie erzeugen kann.

Es war das erste Mal, dass ein so niedriges Trainingsvolumen eine so enorme Wirkung gezeigt hatte. Ich staunte in verschiedener Hinsicht darüber. Die verwendete Intensität spielte eine ausschlaggebende Rolle: Man musste *all-out* gehen, sich maximal verausgaben. Die kurzen, intensiven Intervalle, eine angeblich »anaerobe« Aktivität, schienen einen beinahe magischen Einfluss auf den aeroben Energiestoffwechsel zu haben. Ich konnte einfach nicht fassen, wie wenig sportliche Betätigung bereits ausreichte, um einen derartigen Effekt zu erzielen. Eine Verdopplung der Ausdauerkapazität nach nur sechs Trainingseinheiten? Mit nur 16 Minuten intensiver Anstrengung? Das schien an ein Wunder zu grenzen. Auch heute noch, zehn Jahre später, staune ich noch darüber, wie wenig Intervalltraining nötig ist, um seine Fitness und Gesundheit zu steigern.

Bedenken Sie Folgendes: Wir verwendeten für unsere Studie aus praktischen Gründen ein Fahrradergometer, kamen aber zu dem Schluss, dass dieselben Ergebnisse mit jeder Aktivität erzielt werden können, die sich in Form von Sprints umsetzen lässt, beispielsweise Laufen, Rudern und sogar Treppensteigen. Und in den mehr als zehn Jahren, die seither vergangen sind, hat sich diese Vermutung bestätigt.

Eine der wichtigsten Fachzeitschriften für Sportphysiologie, das *Journal of Applied Physiology*, veröffentlichte die Studie am 1. Juni 2005. Sie brachte außerdem einen Leitartikel heraus, der auf die Tragweite unserer Forschung hinwies. Der Bericht »erinnert uns an die Wirkmacht sehr intensiver sportlicher

Aktivität«, schrieb Edward F. Coyle, Physiologe an der University of Texas und Experte für menschliche Leistungsfähigkeit. »Es scheint, als sei dies der erste wissenschaftliche Beleg dafür, dass sehr intensives Sprinttraining die aerobe Ausdauer untrainierter Personen erheblich steigern kann ... Uns wird somit vor Augen geführt, dass intensives Sprintintervalltraining äußerst zeitsparend und damit hocheffizient ist.«

In jener Woche rief mich jemand von der PR-Abteilung meiner Universität an und sagte: »Wir haben zehn Zeitungs- und Fernsehreporter, die ein Interview mit Ihnen führen wollen.« Nichts, was ich bis zu jenem Zeitpunkt getan hatte, hatte jemals so viel mediale Aufmerksamkeit erregt. Ich trat live in einer US-weit ausgestrahlten Fernsehsendung auf. Und dann ging es erst richtig los. Aus zehn Interviewanfragen wurden 20, bald hundert. Ich schaffte es irgendwann nicht mehr, alle Anrufe von Medienvertretern entgegenzunehmen. Mein Mail-Postfach quoll über. Es schien surreal. Ich erinnere mich, wie mich der ganze Trubel schier überwältigte. Diese eine Studie gab die Richtung vor, der ich seither folge.

DAS ZWEITE EXPERIMENT

Nach jenem ersten Experiment fing ich an, selbst Intervalle anzuwenden und in meine eigenen Workouts zu integrieren. Ich war natürlich neugierig und wollte diesen Ansatz an mir selbst ausprobieren. Aber auch aus praktischer Sicht machte dieses Vorgehen Sinn. Zeit war für mich ein Hauptfaktor. Mit den Intervallen schrumpfte die Dauer meiner Workouts auf ein Drittel der Zeit, die ich vorher einplanen musste. Weitere Forschungen sollten schließlich ergeben, dass es noch kürzer und effizienter ging. Obwohl ich damals erst knapp über 30 Jahre alt war, zeigte mein linkes Knie bereits erste Anzeichen von Arthrose – die Folge einer Laufverletzung und eines anschließenden arthroskopischen Eingriffs im Alter von 21 Jahren. Wegen dieser Beeinträchtigung zog ich in meinen Workouts knieschonende Aktivitäten vor, beispielsweise Fahren auf dem Fahrradergometer, das sich ohnehin für ein hochintensives Intervalltraining anbot.

Es stellte sich heraus, dass ich mit den Sprints mehr Vorteile erzielte als nur eine Zeitersparnis. Nach unserem ersten Versuch hatten unsere Probanden berichtet, dass sie sich in der Topform ihres Lebens befänden, und mir ging es sehr ähnlich. Nach einigen Intervallworkouts fühlte ich mich fit und voller Energie. Die Wirkung war so erstaunlich, dass ich mir überlegte, wie ich sie quantifizieren konnte. Wie konnte man den Zuwachs genauer benennen?

Mein Team und ich entwarfen ein Experiment, um das herauszufinden. Wir trafen uns wieder als Arbeitsgruppe zu einem Brainstorming. Wir kamen auf die Idee, HIIT mit traditionellem Ausdauertraining zu vergleichen. Wir betraten in dieser Hinsicht Neuland. Soweit mir bekannt war, hatte noch nie jemand ein Workout aus kurzen, intensiven Intervallen einer *Steady-State*-Aktivität gegenübergestellt.

Wir beschlossen, unser Sprintprogramm mit einem anstrengenden, aber moderat-intensiven Ausdauertraining zu vergleichen, das auf den Nationalen Empfehlungen für Gesundheit beruhte. Wir rekrutierten 20 Personen, die wir in zwei Gruppen aufteilten, welche jeweils aus fünf Männern und fünf Frauen bestanden. Sie ähnelten den Probanden unserer ersten Studie: Es handelte sich überwiegend um Studenten, die zwar regelmäßig am Hochschulsport teilnahmen, aber keinem Trainingskonzept folgten.

Der Ausdauergruppe wurde ein relativ rigoroses Training verordnet. Diese Probanden mussten über einen Zeitraum von sechs Wochen an fünf Tagen pro Woche 40 bis 60 Minuten auf einem Fahrradergometer fahren. Ihre Trainingsintensität betrug 65 Prozent ihrer maximalen aeroben Kapazität und lag somit im mittleren Bereich der Empfehlungen. Das Tempo reichte aus, um die Herzfrequenz zu erhöhen und ins Schwitzen zu kommen.

Nun zur Intervallgruppe. Sie unterzog sich ebenfalls einem sechswöchigen Programm, das aber deutlich weniger Zeit und Einsatz verlangte. Es beruhte auf dem Ablauf, den wir in unserer ersten Studie angewendet hatten. Die Probanden wärmten sich zunächst einige Minuten auf einem Fahrradergometer auf. Dann absolvierten sie im Hauptteil einen 30-Sekunden-Sprint, auf den 4,5 Minuten Erholung folgten. Das wiederholten sie vier- bis sechsmal. Sie trainierten drei statt fünfmal pro Woche.

Die Intervallgruppe war also entscheidend weniger aktiv. Ihre gesamte wöchentliche Trainingsdauer betrug nur ein Drittel des Pensums der Ausdauergruppe – die Erholungsphasen eingerechnet, in denen unsere Testpersonen in langsamem Tempo weiterfuhren. Sie traten in dieser Zeit also nur gemächlich in die Pedale, um sich vom letzten Intervall zu erholen.

Wenn man nur die Belastungsphasen der Sprintgruppe zählt, in denen sich unsere Testpersonen verausgabten, summierten sich diese auf weniger als zehn Minuten pro Woche – das sind weniger als fünf Prozent des Zeitaufwands der Ausdauergruppe, die jede Woche viereinhalb Stunden kontinuierliches, moderat-intensives Training absolvierte.

Die beiden Gruppen lassen sich ferner über den Energieverbrauch miteinander vergleichen. Wir maßen die verrichtete Arbeit in Kilojoule (kJ), einer Einheit für Energie. Unsere Ausdauersportler verbrannten in einer Trainingswoche 2250 kJ. Das reicht aus, um eine 75-Watt-Glühlampe acht Stunden brennen zu lassen. In der Zwischenzeit verrichteten unsere Sprinter nur ein Zehntel der Arbeit. Sie verbrannten also etwa 225 kJ pro Woche – damit leuchtet eine Glühlampe nur etwa 50 Minuten.

Wie schnitten also beide Gruppen im direkten Vergleich ab? Im Grunde waren die Verbesserungen für jeden der von uns gemessenen Fitnessparameter gleich. Das heißt, dass beide Gruppen durch ihr Training Leistungssteigerungen erzielten, die sich allerdings nicht signifikant voneinander unterschieden. Die Verbesserung der aeroben Fitness? Gleich. Die Zunahme der Mitochondrien in den Muskelzellen? Gleich. Die Veränderung der Energienutzung und vor allem der Fähigkeit der Probanden, während der Aktivität Fett zu verbrennen? Gleich.

Kurzum, das Experiment zeigte, dass etwa zehn Minuten harter körperlicher Anstrengung pro Woche die Gesamtfitness genauso steigern kann wie viereinhalb Stunden herkömmliches Ausdauertraining. Das war verblüffend. Eine kleine Dosis Sprinttraining hatte auf den menschlichen Körper dieselbe Wirkung wie eine Menge Ausdauertraining – trotz des deutlich geringeren Trainingsvolumens und Zeitaufwands.

KANN MAN MIT NUR WENIG TRAINING IN DER WOCHE FIT WERDEN?

Die Antwort ist ein eindeutiges Ja. Erinnern Sie sich an die Trainer, die früher dachten, dass Intervalle nur etwas für Sprinter seien? Dass Intervalle für die aerobe Ausdauer keinen großen Nutzen haben? Sie lagen falsch. Hochintensive Intervalle sind die vielleicht wirksamste Methode zur Steigerung der kardiorespiratorischen Fitness, die wir bis dato kennen. Mein Labor wie auch andere internationale Einrichtungen haben unter streng kontrollierten Bedingungen Experimente durchgeführt und nachgewiesen, dass mit kurzen Intervallworkouts Ergebnisse erzielt werden können, die bislang mit langen Ausdauereinheiten in Verbindung gebracht wurden.

Je energischer und schneller die Aktivität, umso kürzer das Workout. Wenn Sie kurze, wiederholte Belastungsphasen bei möglichst hoher Intensität ausführen, können Sie dieselben Ergebnisse erzielen wie mit einem herkömmlichen Ausdauerprogramm – benötigen aber nicht einmal fünf Prozent der Zeit unter extremer Belastung, zehn Prozent des Energieverbrauchs und ein Drittel der gesamten Trainingsdauer. Auch heute, über zehn Jahre nach unserem ersten Experiment, staune ich immer noch über diese Tatsache.

Und selbst wenn Sie kein Freund bzw. keine Freundin intensiver körperlicher Anstrengungen sind, können Sie trotzdem die Vorteile von Intervalltraining nutzen. Der Zeitaufwand Ihres Workouts nimmt mit zunehmender Belastungsintensität ab. Wenn Sie *All-out*-Sprints nichts abgewinnen können oder körperlich nicht dazu in der Lage sind, können Sie auch nur 90 Prozent geben. Oder 80 Prozent. Selbst das Gehen in Intervallen scheint noch besser zu sein als *Steady-State-Walking*, also ein Gehen in konstantem Tempo. Solange Sie die Intensität variieren, werden Sie proportional mehr Nutzen aus der Übung ziehen als mit dem traditionellen moderaten Ansatz.

Im nächsten Kapitel beschreibe ich die spannende neue Wissenschaft des Intervalltrainings – wie auch die zurzeit in Fachkreisen vertretene Auffassung, wie und warum man mit einer kleinen Dosis Intervalltraining eine solch erstaunliche Wirkung erzielt. Dann werfen wir einen Blick auf die Ursprünge des

Intervalltrainings und wie es einige der besten Athleten aller Zeiten angewendet haben, um historische Weltrekorde zu brechen.

Und dann geht der Spaß erst richtig los. Sie lernen einige Beispiele für Intervalltraining kennen. Ich bespreche auch die Psychologie des Intervalltrainings: wie man seinen Geist und Körper dazu bringt, die Sprints mit höchstmöglicher Effizienz zu bewältigen. Und schließlich wagen wir einen Blick in die Zukunft und wie unser Training in den kommenden Jahrzehnten vielleicht aussehen wird. Los geht's!

2

WIE INTENSITÄT FUNKTIONIERT

Die ersten Experimente über Intervalltraining aus unserem Labor konnten nicht jeden überzeugen. Nachdem 2005 die erste Studie veröffentlicht worden war, erhielten wir von vielen Physiologen skeptische Zuschriften. Meine Laborgruppe nimmt jedes Jahr an einer Konferenz teil, bei der Wissenschaftler der Region zusammenkommen, um ihre Projekte zu besprechen. In diesem Rahmen stellte einer meiner Studenten unsere Ergebnisse vor, worauf ein Wissenschaftler aufstand und unsere Forschung als Schwachsinn bezeichnete. Er sagte so etwas wie: »Kommen Sie – Sie sprinten ein paar Minuten und erzielen diese unglaublichen Leistungszuwächse? In nur zwei Wochen? Das kann ich nicht glauben.«

Die Skepsis konnte ich teilweise verstehen. Die Ergebnisse waren sogar für mich schwer vorstellbar. Aber kurz nach der Veröffentlichung unserer Studie unternahmen wir weitere Experimente, die unsere ersten Resultate bestätigten. Es erschienen weitere Leitartikel in namhaften Fachzeitschriften. »Wer mit minimalem Arbeitsaufwand fit werden will, für den stellt die Arbeit von Gibala et al. einen Hoffnungsschimmer dar«, schrieb Keith Baar im *Journal of Physiology*. »In gerade einmal drei Minuten ... lässt sich die maximale Sauerstoffaufnahme und Leistung verbessern.«

Andere Wissenschaftler weltweit replizierten unsere Ergebnisse. Intervalltraining funktionierte also. Aber warum eigentlich? Wie war es möglich, dass sich mit so wenig Training so überzeugende Fortschritte erzielen ließen? Das ist die Frage, die sich einige der weltbesten Trainingswissenschaftler Mitte der 2000er-Jahre stellten, als die Ergebnisse unserer Studien über Intervalltraining die Fachwelt in Staunen versetzten. Mir ging es nicht anders. Wenn ich in Fernsehsendungen auftrat oder Zeitungsinterviews gab, fragte mich der Moderater oder Reporter in der Regel, warum Intervalle so wirksam seien. Und ich wusste es ehrlich gesagt nicht. Aber eins wusste ich mit Bestimmtheit: Ich wollte es herausfinden.

Ich hatte also gerade meinen zweiten Dreijahresvertrag als Juniorprofessor unterzeichnet, als mein Labor mit der Forschung zu HIIT anfing. Dank der Veröffentlichung im *Journal of Applied Physiology* und anderen Studien wurde ich vom Juniorprofessor zum Privatdozent mit unbefristetem Lehrauftrag befördert. Das akademische Jahr 2005/2006 gab mir die Gelegenheit für mein erstes Sabbatjahr. An der Universität ist das eine gängige Praxis, bei der man als Professor von seinem Lehrauftrag und anderen Verwaltungsaufgaben entbunden wird, um sich ausschließlich der Forschung zu widmen. Ich konnte mich endlich ausgiebig mit allen Themen beschäftigen, die mich interessierten. Das klingt zunächst toll, aber man steht auch unter Druck, vor allem am Anfang der Karriere. Für mein Fortkommen im Wissenschaftsbetrieb musste ich neue wissenschaftliche Erkenntnisse gewinnen.

Also suchte ich nach neuen Impulsen für meine Forschung und folgte meiner Neugier. Ich hatte endlich die Muße, eine Antwort auf die Frage zu finden, die mich nachts wach hielt: Warum funktioniert Intervalltraining? Warum ist es so wirkungsvoll?

Diese Frage war nicht leicht zu beantworten, weil die Disziplin der Trainingsphysiologie damals noch nicht einmal in Gänze herausgefunden hatte, auf welche Weise traditionelles Ausdauertraining eine Leistungssteigerung hervorrief. Wir wussten, dass Training – ob nun Runden auf der Laufbahn oder lange Radetappen – im ganzen Körper für Anpassungen sorgt, sodass man beim nächsten Training schneller ist und länger durchhalten kann.

Einige hochinteressante Arbeiten befassten sich mit den molekularen Signalen in der Muskulatur, die durch Ausdauertraining aktiviert werden. Wissenschaftler hatten herausgefunden, dass es sich bei einigen Proteinen um Signale handelt, die den Körper dazu veranlassen, sich anzupassen, damit ihm beim nächsten Mal die Belastung leichter fällt.

Einige der besten Forschungsarbeiten über diese körperlichen Abläufe entstanden im Labor meines australischen Kollegen Mark Hargreaves. Ich wollte dasselbe tun wie Mark in seinem Labor, dabei aber nicht die Wirkung von Ausdauertraining untersuchen, sondern vielmehr herausfinden, wie der Körper auf Intervalltraining reagiert.

Zunächst musste ich Mark die Idee schmackhaft machen. Wie es der Zufall wollte, wurde ich in jener Zeit zu Konferenzen eingeladen, die das Gatorade Sports Science Institute (GSSI) ausrichtete. Für Trainingsphysiologen war der Beirat des GSSI Mitte der 2000er-Jahre so etwas wie die beste Studentenverbindung, in der man sein konnte. Seine Mitglieder zählten zu den klügsten Köpfen und renommiertesten Wissenschaftlern auf dem Gebiet.

Mark war Mitglied des wissenschaftlichen Beirats des GSSI, der sich jedes Jahr traf und einige Neulinge einlud, um aktuelle Themen zu diskutieren. Die

Einladung zu einem solchen Treffen ist für die Karriere sehr förderlich – so, als würde man als Komiker in die *Tonight Show Starring Johnny Carson* eingeladen werden. Und wenn man nominiert wird, Mitglied des wissenschaftlichen Beirats des GSSI zu werden, ist das so, als würde Johnny einen dazu einladen, sich neben ihn zu setzen. Kurz: Man hat es geschafft.

Eine der ersten GSSI-Tagungen, an denen ich teilnahm, fand im altehrwürdigen Arizona Biltmore Hotel in Phoenix statt. Das Meeting lief so gut, dass ich anschließend eingeladen wurde, Mitglied des Beirats zu werden. Das war der große Durchbruch. Ich war jetzt im Club.

Ich glaube, dass ich bei diesem Treffen Mark zum ersten Mal fragte, ob ich in seinem Labor in Melbourne forschen dürfe. Großzügig, wie Mark nun einmal ist, lud er mich sofort ein. Und so landete ich zu Beginn meines Sabbatjahrs in Melbourne. Ich stand nun vor der großen Herausforderung, die Mechanismen zu identifizieren, die für die Wirksamkeit von Intervalltraining verantwortlich sind. Um in der Forschung weiterhin eine führende Rolle zu spielen, mussten wir schneller sein als alle anderen Kollegen weltweit. Der Wettlauf begann.

GRUNDLAGEN DER PHYSIOLOGIE

Um nachvollziehen zu können, was als Nächstes passierte, ist es notwendig, einige biologische Dinge zu kennen. Ein wichtiger Aspekt der Fitness ist beispielsweise, dass das Herz und die Lunge fähig sind, den Körper mit sauerstoffangereichertem Blut zu versorgen. Das wird gemeinhin als »Cardio-Fitness« bezeichnet. Eine andere Komponente der Fitness ist die Fähigkeit der Muskeln, den bereitgestellten Sauerstoff zu nutzen. Muskeln verwenden Sauerstoff, um Energielieferanten wie Zucker und Fett zu verstoffwechseln. Die Energiebereitstellung erfolgt im Rahmen eines komplexen Prozesses, bei dem das Molekül Adenosintriphosphat, kurz ATP, gebildet wird.

Jede Bewegung erfordert ATP, und der Körper verfügt über ein komplexes und bemerkenswertes System, um ausreichend ATP zur Verfügung zu stellen, wenn wir es brauchen. Wenn Sie etwa ein Buch über Intervalltraining lesen, ist der ATP-Bedarf relativ gering. Ihr Körper muss sich nicht sonderlich ins Zeug legen, um die Muskeln mit ATP zu versorgen, und arbeitet daher auf Sparflamme – Herzfrequenz, Atmung und Sauerstoffversorgung der Muskulatur befinden sich im grünen Bereich. Aber stellen wir uns vor, dass ein Rauchmelder losgeht, ein Feuer ausbricht und Sie sich so schnell wie möglich in Sicherheit bringen müssen. Ihr ATP-Bedarf schießt in die Höhe, darum schlägt Ihr Herz schneller und Sie atmen tiefer und schneller ein und aus.

Doch drehen wir die Uhr eine Minute zurück und rekonstruieren, was im ersten Augenblick der Flucht in Ihrem Körper passierte. Sie hörten den Rauchmelder, sprangen auf und rannten aus dem Haus. Um diese Bewegungsabläufe umzusetzen, liefen im Körper mehrere Dinge gleichzeitig ab. Und für all diese Dinge war das Molekül ATP erforderlich.

Muskeln können nur wenig ATP speichern. Es ist ein relativ schweres Molekül, daher ist die Anlage umfangreicher ATP-Reserven nicht besonders effizient. Der Körper verfügt über andere Methoden der Energiespeicherung. Das Ganze ist in etwa mit Bargeld vergleichbar. Sie könnten eine Menge Kleingeld mit sich herumtragen, aber Münzen sind sehr schwer; es ist daher viel praktischer, das Geld in einer kompakteren Form mit sich zu führen, beispielsweise in Form von Banknoten mit unterschiedlichem Nennwert. Statt Unmengen von Münzen in den Hosentaschen zu tragen, haben Sie also ein Bündel unterschiedlich gestückelter Geldscheine. Wenn Sie etwas bezahlen, »wandeln« Sie den Schein um.

Muskeln machen mit Energie etwas sehr Ähnliches. Eine praktische Form von Energie ist ein Molekül namens Kreatinphosphat. Stellen Sie sich dieses Molekül als Banknoten in Ihrem Portemonnaie vor. Kreatinphosphat lässt sich zwar leicht umwandeln, aber man kann es nicht in großen Mengen speichern. Der Vorrat wird im Ernstfall sofort verbraucht, um die Versorgung mit ATP zu gewährleisten, sobald die Muskelkontraktion einsetzt. Kreatinphosphat liefert in den ersten Sekunden eines Sprints einen Großteil der benötigten Energie. Sie ist sehr schnell, aber leider nur in sehr begrenzter Menge verfügbar.

Ein anderer Prozess, über den ATP relativ schnell bereitgestellt wird, ist die anaerobe Glykolyse, in der eine teilweise Aufspaltung des im Muskel gespeicherten Zuckers erfolgt. Das sind in der Analogie die Scheine mit geringem Nennwert in Ihrem Portemonnaie. Dieser Prozess vollzieht sich zwar schnell, ist aber nicht besonders effizient und kann durch die Bildung von Stoffwechselnebenprodukten beeinträchtigt werden. Das bekannteste Nebenprodukt ist die Milchsäure, die sich in den Muskeln der Sprinter anreichert und unter anderem ein Grund dafür ist, warum sie während des Laufs langsamer werden. Die Rolle, die die Bildung von Milchsäure für die Erschöpfung spielt, wird ziemlich kontrovers diskutiert und verdient eigentlich ein eigenes Kapitel oder ein ganzes Buch. Für unsere Zwecke reicht es aus zu wissen, dass die anaerobe Glykolyse ein Prozess mit begrenzten Möglichkeiten ist.

Die mit Abstand effizienteste Form der Energiebereitstellung ist der sogenannte aerobe Stoffwechsel: Sauerstoff wird genutzt, um Energielieferanten wie Zucker und Fette zu verbrennen – die den großen Geldscheinen entsprechen. Der aerobe Stoffwechsel ist zwar langsamer als die beiden anderen Prozesse, kann dafür aber aus verschiedenen Brennstoffen Energie gewinnen. Der andere Vorteil ist, dass auf diesem Weg – sofern ausreichend Brennstoff verfügbar ist – nahezu unbegrenzt viel Energie produziert werden kann.

Der aerobe Stoffwechsel ist ein wirklich genialer Vorgang. Das ist ziemlich kompliziertes Fachwissen, und einer der Wissenschaftler, der mitgewirkt hat, um diesen Mechanismus zu erklären, erhielt für seine Forschung den Nobelpreis. Was passiert nun in der Muskelzelle, wenn der Sauerstoff dort eintrifft? Der Großteil der ATP-Produktion läuft in den Mitochondrien ab, die den Sauerstoff und die Energielieferanten aufnehmen, um energiereiche ATP-Moleküle zu erzeugen. Je mehr Mitochondrien eine Zelle hat, umso mehr ATP bzw. Energie kann sie erzeugen. Spermien zum Beispiel sind vergleichsweise kleine Zellen, aber ihr Mittelstück ist voller Mitochondrien, die dazu dienen, den Schwanzfaden zur Eizelle zu steuern.

Vereinfachend lässt sich sagen, dass es im aeroben Stoffwechsel darum geht, den Mitochondrien in den Muskelzellen Sauerstoff und Energie zuzuführen. Dieser Vorgang bestimmt maßgeblich unsere Fähigkeit zur Ausführung körperlicher Aktivitäten und damit unsere Fitness. Wenn wir regelmäßig Sport treiben, optimiert der Körper mit der Zeit die Prozesse der Energiebereitstellung. Genau das passiert im Training. Ich sah mich in meinem Sabbatjahr vor die Herausforderung gestellt herauszufinden, warum Intervalle den aeroben Stoffwechsel so wirksam verbessern. Wie »signalisieren« die Intervalle dem Körper, dass er Veränderungen vornehmen muss?

UNSERE REAKTION AUF SPORTLICHE AKTIVITÄT

Es gibt prinzipiell zwei übergeordnete Kategorien von Workouts. Ausdauertraining bezieht sich normalerweise auf eine lange währende Aktivität von niedriger bis moderater Intensität, die die Sauerstoffnutzung des Körpers verbessert, damit genügend Energie für die stetige Bewegung produziert wird. Viele Leute denken dabei an Joggen, obwohl man als Ausdauertraining natürlich auch schwimmen oder Rad fahren kann.

Bei der anderen Kategorie handelt es sich um kurze intensive Aktivitäten, die normalerweise dem Aufbau von Muskelkraft und -masse dienen. Zu diesem Widerstands- oder Schnellkrafttraining zählen Liegestütze, Kniebeugen mit Zusatzgewicht sowie viele andere Übungen, die man beispielsweise im Fitnesscenter am Kabelzug machen kann.

Am Intervalltraining ist so faszinierend, dass es genau zwischen diesen beiden Extremen zu liegen scheint. Es ist wie Krafttraining von kurzer Dauer und hoher Intensität, hat auf den Körper allerdings Auswirkungen, die wir eher mit Ausdauertraining in Verbindung bringen – aber deutlich weniger Zeit in Anspruch nehmen.

Bevor wir uns genauer damit befassen, warum Intervalltraining so effektiv ist, sollten wir zuerst einen Blick darauf werfen, wie der Körper auf sportliche Aktivitäten reagiert, die Wissenschaftler als Stress betrachten, der auf den Körper einwirkt. Ein Arzt namens Hans Selye entwickelte in den 1930er-Jahren eine Theorie, wie der Körper unter Stress reagiert. Selyes Allgemeines Adaptions- oder Anpassungssyndrom besagt, dass der Körper mit seiner Reaktion den Stress zu reduzieren versucht, wenn er beim nächsten Mal damit konfrontiert wird.

Im Ruhezustand befindet man sich in einem Zustand der Homöostase. Herz- und Atemfrequenz sind relativ niedrig und gleichmäßig; es besteht ein ausgewogenes Verhältnis zwischen dem Energiebedarf des Körpers und seiner Fähigkeit, diesen zu decken. Aber sobald man sportlich aktiv wird, gerät der Körper aus dem Gleichgewicht. Er benötigt mehr Sauerstoff, als er zugeführt bekommt. Er reagiert, indem er Herzschlag und Atmung beschleunigt, um mehr Sauerstoff in die Muskeln zu transportieren. Sobald der Stressor verschwunden ist und der Körper Zeit hat, sich zu erholen, passt er sich an, damit derselbe Stressor beim nächsten Mal nicht mehr so ein Chaos anrichtet.

Nehmen wir als Beispiel das Radfahren. Wenn man so fest in die Pedale tritt, dass man außer Atem gerät, und seinen Körper lang und oft genug dieser Belastung aussetzt, verändert er sich, damit ihm das Atmen unter Belastung beim nächsten Mal leichter fällt. »Hey!«, denkt sich der Körper, wenn er einem hohen Belastungsschub ausgesetzt wird. »Das tut weh! Ich muss einige Änderungen vornehmen, damit es beim nächsten Mal nicht so schlimm wird!«

Der Plan ist ziemlich einfach, aber die Anpassungen, die sich in diesem Zusammenhang im Körper vollziehen, sind unglaublich komplex. Regelmäßige sportliche Betätigung kommt der Grundsanierung eines Gebäudes gleich. Unterdessen findet die normale Arbeit während des Umbaus weiter statt. Der Körper reagiert auf Ausdauertraining mit Veränderungen in jeder Phase des Stoffwechsels hinsichtlich Versorgung mit und Verwertung von Sauerstoff zum Zweck der Energieproduktion.

Im Laufe der Zeit wird der Herzmuskel eine bessere und stärkere Pumpe, damit es mit jedem Schlag mehr Blut transportiert. Die Arterien werden beweglicher und sind somit besser in der Lage, das Blut im ganzen System zu verteilen. Kleine Blutgefäße, sogenannte Kapillare, wachsen und durchdringen das Muskelgewebe, um die Muskelfasern effizienter mit Sauerstoff zu versorgen. Und die Muskeln bilden mehr Mitochondrien – die Kraftwerke, die mithilfe von Sauerstoff Energielieferanten in ATP verwandeln, die der Körper verwenden kann. Hochtrainierte Ausdauersportler haben etwa doppelt so viele Mitochondrien in ihren Muskeln wie Couch-Potatos.

Das ist ein wirklich erstaunlicher Prozess. Denken Sie an einen Wasserschlauch. Wenn Ihr Wasserschlauch genauso auf Stress reagieren würde wie Ihre Blutgefäße, dann würde er jedes Mal, wenn Sie Ihren Rasen wässern, dicker und beweglicher werden. Und mehr noch: Es würden sogar noch kleine Nebenschläuche aus dem Hauptschlauch wachsen, um das Wasser großflächiger im gesamten Garten verteilen zu können.

Woher weiß der Körper nun also, dass er diese verschiedenen physiologischen Anpassungen auslösen soll? Die Entdeckung der genauen Mechanismen gilt in unserem Forschungsbereich seit vielen Jahrzehnten als Heiliger Gral. Wenn es um die Muskelzellen geht, glauben Wissenschaftler, dass bestimmte Proteine wie eine molekulare Tankanzeige fungieren. So, wie eine Warnleuchte auf dem Armaturenbrett anfängt zu blinken, wenn nur noch wenig Benzin im Tank ist, werden Proteine in Ihren Muskeln aktiviert, wenn das Treibstoffniveau sinkt. Unser wichtigster Energieträger ist ATP. Sobald das ATP-Niveau sinkt, wird eines der wichtigsten Moleküle aktiviert, die den Treibstoffstand registrieren.

Die Energie, die im ATP gespeichert ist, lässt sich mit einer aufladbaren Batterie vergleichen. Wenn man trainiert, verbrauchen die Muskeln die verfügbare Energie: ATP, das wiederum in zwei Stoffwechselnebenprodukte umgewandelt wird: Adenosindiphosophat (ADP) und Adenosinmonophosphat (AMP). Diese Moleküle verhalten sich wie leere Batterien, die neu aufgeladen werden können. Wenn der Körper viele leere Batterien bemerkt, werden andere Proteinsignale aktiviert.

Vor allem AMP löst die Aktivierung eines Proteins mit dem sperrigen Namen AMP-aktivierte Proteinkinase (AMPK) aus. AMPK aktiviert wiederum ein Protein namens PGC-1alpha (kurz für Peroxisom-Proliferator-aktivierter Rezeptor Gamma Coaktivator). PGC-1alpha ist ein besonderes Molekül. Es wird manchmal als »Hauptregulator« bezeichnet, weil es eine entscheidende Rolle für die Entwicklung von Mitochondrien spielt. Das ist wichtig, weil jene zusätzlichen Mitochondrien die Fähigkeit des Körpers verbessern, mehr ATP-Moleküle zu bilden, indem sie mithilfe von Sauerstoff Zucker und Fett verbrennen. Manche Wissenschaftler glauben, dass PGC-1alpha hilft, den altersbedingten Muskelschwund, die sogenannte Sarkopenie, abzuwenden. Für unsere Zwecke reicht es zu wissen, dass PGC-1alpha ein wichtiges Signal ist, das den Umbau der Skelettmuskulatur auslöst, wodurch der Körper in der Lage ist, länger zu trainieren als zuvor.

WAS INTERVALLTRAINING SO ANDERS MACHT

Wir wissen nun, dass man durch Bewegung ATP verbraucht, wodurch viel AMP entsteht, das eine Reihe von Signalen aktiviert, unter anderem PGC-1alpha bzw. den »Hauptschalter«. Aber wie viel körperliche Aktivität ist genau nötig, um diesen Prozess auszulösen? Eine Schweizer Studie von 2005 stellte die These auf, dass der PGC-1alpha-Hauptschalter nur durch Muskelkontraktionen »angeschaltet« werden kann, die über den Zeitraum von einer Stunde wiederholt und aufrechterhalten werden. Das ist eine ganze Menge.

Trotzdem stellten wir fest, dass sich mit nur wenigen Minuten Training in der Woche ein ähnlicher Umbau der Muskulatur erreichen lässt. Gut, es war ein richtig anstrengendes Training. Man musste so fest in die Pedale treten wie nur möglich. Aber dennoch!

In jenem Jahr stellten wir im *Journal of Physiology* eine Studie vor, in der 16 Studenten innerhalb von zwei Wochen sechs Trainingseinheiten absolvierten. In jeder Session fuhr eine Hälfte der Probanden 90 bis 120 Minuten bei moderater Geschwindigkeit auf einem Fahrradergometer. Die übrigen acht Probanden absolvierten vier bis sechs *All-out*-Sprints à 30 Sekunden, zwischen denen jeweils eine vierminütige Erholungsphase lag. Die Trainingsdauer der Ausdauergruppe betrug in den zwei Wochen insgesamt 10,5 Stunden. Im Gegensatz dazu lag der Zeitaufwand der Sprintgruppe bei etwa 2,5 Stunden, wobei die Pausen eingerechnet wurden – die reinen Belastungsphasen dauerten addiert nur 18 Minuten.

Nach den zwei Wochen zeigte sich im Abschlusstest, dass die beiden Gruppen in jeder Hinsicht nahezu dieselben Fortschritte erzielt hatten. Beide Gruppen hatten sich im Zeitfahren proportional verbessert und es ließen sich auch sehr ähnliche Veränderungen im molekularen Aufbau ihrer Muskeln nachweisen. Angesichts des unterschiedlich hohen Zeitaufwands beider Gruppen waren die Werte unglaublich. Mit nur 18 Minuten hochintensiver Aktivität konnten dieselben Ergebnisse erzielt werden wie mit 10,5 Stunden traditionellem Ausdauertraining. Für Physiologen und so ziemlichen jeden, der mit Sportwissenschaft zu tun hat, schien Intervalltraining eine wundersame Abkürzung zu sein. Aber wie funktionierte es?

Das wollte ich in Mark Hargreaves Labor in Melbourne herausfinden, wo ich mit dem Postdoktoranden Sean McGee zusammenarbeitete, der ein Experte für die Analyse sportinduzierter molekularer Veränderungen war. Wir entnahmen Gewebeproben von Probanden, nachdem sie ein einziges Intervallworkout absolviert hatten, das aus vier 30-sekündigen *All-out*-Sprints auf dem Fahrradergometer bestand, zwischen denen jeweils mehrere Minuten Erholung lagen. Unsere Analysen ergaben zwei erstaunliche Dinge.

Erstens stellten wir fest, dass mehrere kurze, anstrengende Intervalle die Produktion von PGC-1alpha tatsächlich aktivieren konnten. Mit anderen Worten: Nur wenige Minuten mit Sprints hatten den Hauptschalter betätigt. Das war eine bahnbrechende Entdeckung, denn bis dahin dachten einige Wissenschaftler, dass sich der PGC-1alpha-Schalter nur mit über einer Stunde Ausdauertraining umlegen ließe. Die Dauer der körperlichen Aktivität betrug bei unseren Subjekten nur ein Zwanzigstel von dem, was in einigen anderen Ausdauerversuchen nötig war – und weniger als ein Drittel der gesamten Trainingszeit. Wir hatten nachgewiesen, dass der Hauptschalter PGC-1alpha deutlich schneller aktiviert werden konnte als bisher angenommen.

Außerdem fanden wir in dem Labor in Melbourne heraus, wie das PGC-1alpha aktiviert wurde. Es stellte sich heraus, dass mehrere der Signale, von denen man annahm, dass sie nach einer Ausdaueraktivität PGC-1alpha ansteigen lassen, auch durch einige kurze, heftige Intervalle angeschaltet werden konnten. Ein Protein, das beispielsweise aktiviert werden konnte, war unser alter Bekannter AMPK – dasselbe Molekül, das auf lange, ausdauerbasierte Aktivitäten reagiert.

Wir fanden ferner heraus, dass Intervalltraining dieselben Mechanismen aktivieren konnte, die die Anpassungen an Ausdauertraining auslösen. Erinnern Sie sich an die Kritiker, die die Ergebnisse unseres ersten Versuchs infrage gestellt hatten? Die Tatsache, dass wir nun molekulare Beweise für die Wirksamkeit von Intervalltraining hatten, ließ sie verstummen. Dies legitimierte unsere Forschung und fühlte sich ziemlich gut an. Es half auch enorm dabei, dem Rest der Forscher unseres Fachgebiets die Wirksamkeit von Intervalltraining vor Augen zu führen. Wir hatten nicht nur belegt, dass es auf dem Weg zur Fitness eine Abkürzung gab; wir waren auch einen großen Schritt vorwärtsgekommen, um zu zeigen, wie es funktioniert.

WARUM DAS ALLES FÜR SIE WICHTIG IST

Es ranken sich nach wie vor viele Mythen um die Physiologie des Intervalltrainings. Was reguliert das Herz-Kreislauf-System? Warum pumpt das Herz mehr Blut und wie bringen wir nach einigen kurzen, intensiven Intervallen die Blutgefäße zum Wachsen? Meine McMaster-Kollegin Maureen MacDonald, eine Spezialistin für kardiovaskuläre Physiologie, und andere kluge Köpfe weltweit arbeiten daran, diese wichtigen Fragen zu beantworten.

Ich sage Ihnen aber, was meiner Meinung nach im Muskel passiert. Und wenn ich richtig liege, dann wäre dies eine große Hilfe, die für Sie richtigen Workouts zu finden.

Kehren wir zum Konzept der Tankanzeige zurück. Der traditionellen Denkweise zufolge führt Ausdauertraining zu einer stetigen Abnahme von ATP und einer langsamen Leerung der Treibstofftanks, mit deren Hilfe ATP erneuert wird. Die allmähliche Reduktion der Energiespeicher vollzieht sich bei längerer sportlicher Betätigung und aktiviert die molekularen Signale, die die körperliche Anpassung und den Muskelumbau regulieren. Für Ausdauertraining gilt also: Je länger die Aktivität dauert und je mehr sich die Tanks leeren, umso größer ist die adaptive Reaktion. Die Fitness nimmt mit der Trainingsdauer zu.

Bei Intervallen sieht die Sache anders aus. Weil die Sprints mit nur 20 bis 30 Sekunden kurz sind, hält sich der Gesamtenergieverbrauch in Grenzen, vor allem im Vergleich zu einem moderat-intensiven kontinuierlichen Training. Und trotzdem haben wir gezeigt, dass mehrere kurze, intensive Intervalle die Signaltransduktion genauso aktivieren können wie traditionelles Ausdauertraining. Wie ist das möglich?

Ich denke, es läuft folgendermaßen ab: Im Intervalltraining ist die Rate hoch, mit der sich die Tanks in den Muskeln leeren, nicht die absolute Menge. Entscheidend ist, wie schnell sich die Energievorräte leeren. Intervalltraining unterscheidet sich auch insofern von Ausdauertraining, als im Rahmen der Aktivität mehr Muskulatur beteiligt ist.

Muskelfasern werden in zwei Kategorien unterteilt. Die kleineren Typ-1-Fasern, auch als *Slow-Twitch*-Fasern bzw. langsam zuckende oder S-Fasern bezeichnet, machen etwa die Hälfte des gesamten Muskelgewebes aus. Sie werden normalerweise für relativ leichte Bewegungen in Anspruch genommen, die nicht viel Kraft erfordern. Diese Fasern werden hauptsächlich im moderat-intensiven Ausdauertraining genutzt.

Typ-2-Muskelfasern, auch als *Fast-Twitch*-Fasern bzw. schnell zuckende oder S-Fasern bekannt, werden für schnelle, kraftvolle Bewegungen in Anspruch genommen, die einen hohen Kraftaufwand erfordern. Die Anstrengung, die man für eine hochintensive Intervallübung aufbringen muss, rekrutiert Typ-1-Muskelfasern *und* die größeren Typ-2-Fasern. Sprints sind harte Arbeit, an der alle Muskelfasern mitwirken müssen. Weil Intervalltraining beide Faserarten beansprucht, verbraucht der Muskel die vorhandenen Energiereserven wesentlich schneller – so schnell, dass selbst kurze, aber hochintensive Intervalle Trainingsanpassungen bewirken. Erinnern Sie sich an Hans Selyes Allgemeines Anpassungssyndrom, demzufolge Trainingswirkungen davon herrühren, dass der Körper aus der Homöostase gerissen wird? Intervalltraining ist vielleicht deshalb so effektiv, weil es eine enorme Störung der Homöostase bewirkt – d. h. einen hohen Stress –, diesen aber in kleiner Dosis verabreicht.

Andere Studien haben die Vorteile einer Technik namens »Exercise Snacking« veranschaulicht – die Aufspaltung eines Workouts in mehrere kleine Häppchen, die über den Tag verteilt absolviert werden. In einer Studie von 2014, die an der neuseeländischen University of Otago ausgeführt wurde, untersuchten Forscher den Blutzucker von Probanden, denen zwei Trainingsroutinen verordnet wurden. Die eine Gruppe trainierte einmal am Tag 30 Minuten am Stück. Die andere Gruppe machte vor jeder Mahlzeit ein kurzes, intensives Intervallworkout – sechsmal eine Minute auf einem Laufband mit großer Steigung. Das Intervallworkout war wesentlich effektiver, um den Blutzucker der Probanden zu senken, obwohl die Trainingsdauer beider Gruppen gleich war. Vielleicht sorgt die Aktivität in kleinen Häppchen dafür, dass der Körper häufiger aus dem Gleichgewicht gebracht wird. Und deshalb ist diese Form des Trainings so effektiv.

Aus den Intervallstudien lernten wir außerdem, dass das Ausmaß der Störung eine Rolle spielt. Grundsätzlich gilt, dass eine stärkere Störung der Homöostase wirkungsvoller ist; je mehr der Körper aus dem Gleichgewicht gerissen wird, umso größer ist die anschließende Anpassung. Es wäre also gut, aus dem Ruhezustand in einen leichten Dauerlauf zu gehen. Besser wäre es hingegen, zügig zu laufen oder – am allerbesten – *all-out* zu sprinten. Und wenn man die größten Leistungsvorteile in der kürzesten Zeit erzielen will? Dann wiederholt man die Anzahl der Störungen, die in einem Workout auftreten, durch Intervalle – bei denen es sich um leichte Dauerläufe oder *All-out*-Sprints handeln kann wie beispielsweise im Wingate-Test.

Die alte ausdauerorientierte Denkweise legte ihren Schwerpunkt darauf, sich mittels einer langen, langsamen Aktivität zu erschöpfen, um eine langsame, kontinuierliche und umfassende Leerung der Energiespeicher herbeizuführen. Es ging weniger um die Intensität als vielmehr um die Dauer. Es war also nebensächlich, wie hart man trainierte, wichtig war, dass man lange genug trainierte, um seine Akkus zu leeren. Aber wer hat schon so viel Zeit zum Trainieren?

Die neue intervallorientierte Denkweise geht von der Prämisse aus, dass die Trainingsdauer nicht so wichtig ist wie die Trainingsintensität. Ziel ist es, den Treibstofftank möglichst schnell zu leeren. Einmal ist toll. Mehrmals ist besser. Der Reiz muss kurz sein und im Wechsel kommen und gehen. Bleiben Sie unberechenbar! Stören Sie die Homöostase! Im traditionellen Ausdauertraining findet eine Störung der Homöostase statt, und zwar gleich zu Beginn des Workouts. Im Intervalltraining stellt jede einzelne Belastungsphase eine Störung dar. Sie nutzen die Wirkung der Störung, die gleich zu Beginn der aeroben Aktivität eintritt, nur wesentlich prägnanter. Und das machen Sie dann immer und immer wieder.

Es geht also nicht nur um die absolute Energie, die in einer Zelle vorhanden ist, es geht auch um die Rate, mit der die Energie abfällt. Das ist für all jene hilfreich, die nicht viel Zeit haben. Intervalle stellen eine Abkürzung auf dem Weg zu einer besseren Fitness dar. Man kann die Treibstoffanzeige wirklich schnell zum Sinken bringen, indem man sich maximal verausgabt und diese Verausgabung idealerweise mehrmals wiederholt. So erzielen Sie in wenigen Minuten dieselben Ergebnisse, die man früher nur für möglich hielt, wenn man stundenlang trainierte.

3

WIE ALLES BEGANN

Das wirklich Revolutionäre am Intervalltraining ist Folgendes: Es beruht auf der Voraussetzung, dass die Intensität des Workouts wichtiger ist als seine Dauer. Wie lange man trainiert, ist weniger relevant als die Frage, wie intensiv man trainiert.

Bedenken Sie, dass wir über die Entwicklung und Aufrechterhaltung aerober Fitness sprechen, also die Fähigkeit, den Körper über eine bestimmte Dauer hinweg zu verausgaben. Das scheint die Form von Fitness zu sein, die für ein langes, gesundes und aktives Leben am wichtigsten ist, indem sie Alterungsprozesse hinauszögert und viele chronische Krankheiten vermeidet. Die Sache sieht etwas anders aus, wenn Sie nur an Kraftaufbau interessiert sind, obwohl es ziemlich einfach ist, Workouts zu konzipieren, die gleichzeitig Kraft und aerobe Fitness entwickeln – aber das werden Sie in den späteren Kapiteln noch sehen.

Die Idee, dass die Trainingsintensität wichtiger ist als die Trainingsdauer, läuft den Vorstellungen zuwider, die viele Menschen über Fitness haben. Es klingt seltsam, dass die zeitsparendste Art, den Körper auf lange Strecken bei gleichbleibender Geschwindigkeit vorzubereiten, darin besteht, kurze, möglichst schnelle Sprints zu absolvieren. Aber dieser Fitnessansatz existiert schon seit etwa einhundert Jahren. Er hat Dutzende von Weltrekorden und olympische Goldmedaillen begründet und eine große wissenschaftliche Debatte ausgelöst, die erst in den letzten etwa zehn Jahren beigelegt wurde.

Als gesicherte Erkenntnis gilt, dass ein rudimentäres Intervalltraining – das Konzept, sich über kurze Strecken zu verausgaben, um lange Strecken in moderater Geschwindigkeit zurücklegen zu können – bereits von dem finnischen Olympioniken Hannes Kolehmainen genutzt wurde. Er gewann bei den Olympischen Spielen von Stockholm 1912 drei Goldmedaillen: im 5000-Meter-Lauf, im 10 000-Meter-Lauf und im Hindernislauf. Ein anderer finnischer Läufer, Paavo Nurmi, gewann mithilfe der Intervalltechnik neun olympische Goldmedaillen. Bei den Olympischen Spielen von Paris gewann er 1924 fünfmal Gold, unter anderem im 1500-Meter-Lauf und im 5000-Meter-Lauf, obwohl die Finalläufe im Abstand von nur 55 Minuten abgehalten wurden. Und der größte Pionier der nächsten Generation legendärer Läufer, Emil Zátopek, baute sein Training auf Nurmis Techniken auf, und das ging so weit, dass Zátopek letztlich nur noch Intervalle lief – in einem Umfang, der heutzutage schier unfassbar scheint.

Als Zátopek für die Olympischen Spiele 1952 trainierte, absolvierte er ein tägliches Workout, das aus 20 200-Meter-Sprints, 40 400-Meter-Sprints und noch einmal 20 200-Meter-Sprints bestand, wie Fred Wilt in seinem Buch *How They Train* (1973) beschreibt. Das ergibt eine Gesamtstrecke von 24 Kilometern pro Tag in Form von Intervallen – und zusätzlich legte Zátopek zwischen den Intervallen eine Strecke von jeweils 200 Metern in lockerem Dauerlauf zurück.

Wie wirkte sich Zátopeks Training auf seine Leistung bei den Olympischen Spielen aus? Der tschechoslowakische Läufer beschloss, bei der Olympiade 1952 nicht nur am 5000- und 10 000-Meter-Lauf teilzunehmen, sondern auch am Marathon – obwohl er noch nie zuvor eine solch lange Strecke gelaufen war. Er gewann beide Mittelstreckendisziplinen, dann stand der Marathon an. Dieser Mann hatte zuvor ausschließlich mit kurzen Sprints trainiert und wollte nun einen Lauf von 42 Kilometern absolvieren, die er zügig zurücklegen musste. Laut eines Artikels im *Guardian*, der von den erstaunlichsten olympischen Augenblicken handelte und auch auf jenen legendären Marathon einging, hatte Zátopek das Gefühl, nicht genau zu wissen, wie er bei einer dermaßen langen Strecke das richtige Tempo halten sollte. Deshalb beschloss er, sich zur Orientierung in der Nähe des Weltrekordhalters Jim Peters aus Großbritannien zu halten, der die ersten 16 Kilometer in Bestzeit lief. Zátopek konnte während seiner Läufe recht gesprächig sein. Nach etwa 18 Kilometern schloss er zu Peters auf. »Jim, ist das Tempo zu hoch?«, fragte Zátopek. Als erfahrenerer Läufer fand Peters, dass die Laufgeschwindigkeit schon jetzt erstaunlich schnell war. Doch Peters antwortete scherzhaft, dass sie zu langsam seien. Daraufhin beobachtete er verblüfft, wie Zátopek beschleunigte und an ihm vorbeizog. Kurz danach verließen den frustrierten Peters die Kräfte. Er brach den Marathon ab, und Zátopek lief als Sieger durchs Ziel. Seine Meisterleistung, im 5000-Meter-Lauf, 10 000-Meter-Lauf und im Marathon Gold zu gewinnen, bleibt bis heute einzigartig.

Zwei Jahre nach Zátopeks erstaunlichem Erfolg bei den Olympischen Spielen von Helsinki überzeugte eine weitere historische Leistung Trainer und Athleten von den Vorteilen des Intervalltrainings. 1945 hielt der Schwede Gunder Hägg den Weltrekord über eine Meile (≈1,61 km) mit 4:01,4 Minuten. Wie Neal Bascomb in seinem Buch *The Perfect Mile* beschreibt, war Roger Bannister ein englischer Student, der 1954 an der University of Oxford Medizin studierte. Bannister wollte diesen Rekord nicht nur brechen, sondern die Meile in unter vier Minuten laufen. Da für diese Laufdistanz normalerweise eine Bahn mit einer Länge von einer Viertelmeile verwendet wurde, musste er die Runde viermal in unter einer Minute laufen. Deshalb trainierte er mit Intervallen – etwa zehn Sprints über eine Viertelmeile – die er im Durchschnitt in 66 Sekunden pro Runde zurücklegte, bis er diese Zeit schließlich auf durchschnittlich 63 Sekunden verringern konnte.

Laut Bascomb setzte Bannister den 6. Mai 1954 als Datum fest, an dem er seinen Rekordversuch starten wollte. Er wollte hierfür dieselbe Aschenbahn benutzen wie für sein Training im Grundstudium. An dem Tag war es recht windig, und Luftwiderstand kann auf jeden Rekordversuch Einfluss nehmen. Aber nur wenige Minuten vor dem geplanten Start flaute der Wind ab, und Bannister rannte los. Seine erste Runde absolvierte er in 58 Sekunden, die zweite in 63 Sekunden, und die dritte in 63 Sekunden, d. h., er würde die letzte Runde in unter 56 Sekunden zurücklegen müssen, um unter vier Minuten zu bleiben. Was ihm auch gelang: Er legte die Meile in 3:59,4 zurück, ganze zwei Sekunden weniger als der alte Weltrekord, und das lag einerseits an seiner hohen Motivation und Willenskraft, andererseits aber auch an seiner Trainingsmethode.

Bannister, Zátopek, Nurmi – sie alle hatten Intervalle genutzt und damit die Intensität vor die Dauer gestellt, um erstaunliche, zuvor für unmöglich gehaltene athletische Leistungen zu erzielen – ebenso wie viele andere Trainer und Athleten jener Zeit, unter anderem auch Amerikaner wie die Leichtathletiktrainer Homer Woodson »Bill« Hargiss von der University of Kansas und Bill Bowerman von der University of Oregon, dem späteren Mitbegründer von Nike.

Dieser kurze Rückblick gibt jedoch auch Rätsel auf. Wenn diese Läufer und Coaches in den 1920er-, 1930er-, 1940er- und 1950er-Jahren bereits von den Vorteilen des Intervalltrainings wussten, warum hat der Rest von uns so lange dafür gebraucht? Die Mainstream-Kultur hat zahlreiche Fitnesstrends kommen und gehen sehen – Joggen in den 1970ern, Jane Fondas Aerobic in den 1980ern und Fitness-Bootcamps in den 1990er-Jahren. Warum gelang es dem hocheffizienten HIIT erst in den letzten zehn Jahren, seinen Wirkungskreis zu erweitern und sich in den Köpfen der Hobbysportler festzusetzen? Warum dauerte es so lange, diesen Ansatz von der Laufbahn in unsere Wohnzimmer und Fitnessclubs zu bringen?

Die kurze Antwort darauf ist, dass Intervalltraining in der zweiten Hälfte des 20. Jahrhunderts durchaus präsent war – nur anders als gedacht. Es begann in den späten 1950er- und frühen 1960er-Jahren an einem der abseitigsten Orte, die man sich vorstellen kann: der Tundra der kanadischen Arktis. Der Kalte Krieg befand sich gerade auf dem Höhepunkt, als die USA und die Sowjetunion sich ein Wettrüsten mit nuklearen Sprengköpfen lieferten. Hätten die sowjetischen Streitkräfte die Vereinigten Staaten angegriffen, hätten sie den kürzesten Weg über Nordkanada genommen. Kanada als Verbündete der USA stationierte daher Piloten und Flugzeuge in zivilisationsfernen Außenposten. Sie sollten sofort bereit sein, um russische Bomber abzufangen, die – so nahm man damals an – von Luftstützpunkten in Sibirien starten würden.

Das Problem war, dass viele dieser Piloten an Orten festsaßen, an denen die Sonne im Winter kaum aufging und die Durchschnittstemperatur selten über minus 18 Grad Celsius stieg. Diese Männer sollten also die westliche Welt beschützen. In dieser Warteposition gerieten viele von ihnen jedoch außer Form, weil sie sich nicht ausreichend bewegten. Mitte der 1950er-Jahre war ein Drittel der kanadischen Piloten so unfit, dass sie für fluguntauglich befunden wurden.

Dagegen wollte die Royal Canadian Air Force etwas unternehmen. In den 1950er-Jahren war das Fachgebiet der Trainingswissenschaft noch in den Kinderschuhen, aber zum Glück rekrutierte das kanadische Verteidigungsministerium einen der ersten Trainingswissenschaftler, der sich der Sache annahm. Er hieß Bill Orban, stammte aus der kanadischen Prärie, hatte mithilfe eines Eishockey-Stipendiums die University of California in Berkeley besucht und war schließlich an der University of Illinois promoviert.

Orban war der perfekte Kandidat für diesen Auftrag. Als Eishockeyspieler aus Saskatchewan wusste er, dass es nicht einfach war, in einem Landstrich fit zu bleiben, in dem die Winter lang und dunkel waren. Außerdem bemerkte er, dass die kurzen Sprints der Eishockeyspieler über das Eis für die aerobe Fitness sehr wirkungsvoll waren. An der University of Illinois hatte er ferner beobachtet, dass man lange bei niedriger Intensität trainieren konnte, ohne zwangsläufig fitter zu werden. Seine Schlussfolgerung aus all diesen Faktoren war, dass die Geschwindigkeit und die Anstrengung, mit der man sein Workout absolvierte, wichtiger waren als die Gesamtdauer der Trainingseinheiten.

Orban hatte eine anspruchsvolle Aufgabe. Er sollte kanadische Piloten in eine gute körperliche Verfassung bringen, die in kleinen warmen Hütten in entlegenen Außenposten in der kanadischen Arktis lebten. Das Workout musste also minimalistisch sein und ohne eine spezielle Ausrüstung auskommen. Im Anschluss sollten die Piloten fit, kampftauglich und stark bleiben.

Das Programm, das Orban entwickelte, war innovativ. Er nannte es 5BX für »Five Basic Exercises« (= fünf Grundübungen), das aus einer Reihe von zunehmend anspruchsvolleren Workouts bestand, die dreimal pro Woche zu absolvieren waren. Die Royal Canadian Air Force testete und verbesserte das 5BX-Programm über drei Jahre. Orban konzipierte die erste Stufe des Programms für untrainierte Personen. Die letzte und härteste Stufe zielte auf Spitzensportler ab: professionelle Athleten oder Leistungssportler. Die zweite Stufe beginnt mit Rumpfbeugen, auf die Sit-ups, Rückenstrecken und Liegestütze folgen. Am Ende steht die längste Aktivität: auf der Stelle laufen, zu Beginn sind 335 Schritte vorgesehen.

Der Clou daran? Weil das Programm auf dem Prinzip der maximalen Intensität beruhte, dauerte die gesamte Trainingseinheit nur elf Minuten. Das Verteidigungsministerium forderte längere Belastungsphasen, aber Orban beharrte auf seinem Standpunkt. Lange Belastungsphasen waren seiner Meinung nach unnötig, um die Fitness zu verbessern und aufrechtzuerhalten, nur die Intensität zähle.

Sie haben richtig gelesen – die Royal Canadian Air Force (RCAF) verordnete ihren Piloten schon Ende der 1950er-Jahre ein hochintensives Intervalltraining. Bald wurde das Workout auch außerhalb des Militärs bekannt. Die RCAF veröffentlichte 1961 eine Broschüre über 5BX und stellte sie der Zivilbevölkerung zur Verfügung. Die Erstauflage mit 16 000 Exemplaren war schnell vergriffen, weshalb die RCAF die Broschüre in einer größeren Menge neu auflegte, doch auch diese Auflage war bald ausverkauft. 1963 gab es bereits etliche weitere Auflagen, die teilweise ein ähnliches Fitnessprogramm für Frauen enthielten, das unter der Bezeichnung XBX firmierte. Laut eines hervorragenden

Zeitungsartikels in der *Globe and Mail* von Alex Hutchinson war die Broschüre damals insgesamt 5,8 Millionen Mal verkauft worden. (Hutchinsons Artikel ist meine Hauptquelle für viele Fakten über 5BX, auf die ich mich beziehe.) Bis heute sind über 23 Millionen Exemplare des 5BX-Workouts gedruckt worden. Es ist kostenlos im Internet erhältlich – Sie müssen nur »5BX« als Suchwort eingeben. Der Komiker George Burns, der hundert Jahre alt wurde, schrieb sein langes Leben und seine Gesundheit 5BX zu. Der englische Thronfolger Prinz William trainiert ebenfalls nach dieser Methode. Und 2014 verriet Dame Helen Mirren dem *Telegraph*, dass dieses Programm ihr Jungbrunnen sei und der Grund dafür, warum sie mit über 60 Jahren in einem korallenfarbenen Bikini immer noch eine gute Figur macht.

Mittlerweile wird von manchen Elementen des 5BX abgeraten. Die Sit-ups etwa, die in manchen Versionen des Programms vorkommen, sollen zum Beispiel schädlich für den Rücken sein. Aber der Grundgedanke der RCAF, ein kurzes Trainingsprogramm zu entwerfen, das man überall ausführen kann, um sowohl die Ausdauer als auch die Kraft zu steigern, ist ein fester Bestandteil vieler Fitnesskonzepte, die in der Folge auf den Markt kamen. »P90X ist 5BX, nur mit wenig Marketing«, bemerkte Carl Foster, der ehemalige Präsident des American College of Sports Medicine (ACSM). (Power 90 Extreme ist ein Trainingsprogramm über 90 Tage.) Der Trainingsphysiologe Chris Jordan, der am Johnson & Johnson Human Performance Institute in Orlando in Florida tätig ist, stellte im *Health and Fitness Journal* des ACSM ein hochintensives Zirkeltraining vor, das ähnliche Zielsetzungen wie 5BX verfolgt. »Die Kombination aus Ausdauer- und Widerstandstraining mit hoher Intensität und begrenzter Erholungsdauer kann zahlreiche gesundheitliche Vorteile bieten, die allerdings in wesentlich kürzerer Zeit erreicht werden als mit traditionellen Programmen«, schrieben Jordan und sein Mitautor Brett Klika.

Laut Hutchinsons Artikel in der *Globe and Mail* kannte Jordan das 5BX-Workout von seiner Arbeit als Physiologe für die britische Armee in den 1990er-Jahren; als er später für die US Air Force tätig war, entwickelte er eine andere Version für amerikanische Piloten. Der Well-Blog der *New York Times* stellte im Mai 2013 das Jordan-Programm unter dem Titel »Das wissenschaftlich fundierte 7-Minuten-Workout« vor, wodurch das Programm eine ähnliche Beliebtheit erreichte wie einige Jahrzehnte zuvor 5BX. Eine Software auf der

Grundlage von Jordans Programm wurde zu einer der am häufigsten heruntergeladenen Fitness-Apps.

Und trotzdem – abgesehen von der seltsamen Anomalität eines Fitnesstrends aus dem hohen Norden Kanadas bleibt die Frage: Wenn Athleten schon in den 1920er- und durchgehend bis zu den 1950er-Jahren wussten, wie wirksam Intervalle waren, warum hat sich dieser effiziente Ansatz als Fitnessprogramm zur Verbesserung der Gesundheit nicht nachhaltiger durchgesetzt? Es war wohl so, dass die Wissenschaft einiges nachzuholen hatte. Die Trainingsphysiologie war als Fachdisziplin Mitte des 20. Jahrhunderts noch jung. Damals verstand man noch nicht in vollem Umfang, dass dieselben Faktoren, die der sportlichen Leistungsfähigkeit förderlich sind, auch der Gesundheit dienen. In jenen Anfangsjahren beschrieben die Forscher in erster Linie grundlegende physiologische Reaktionen auf Training, etwa wie der Kreislauf sich bei anhaltender körperlicher Aktivität verändert und welche Wirkung Dehydrierung auf die Leistung hat. Es dauerte eine Weile, bis man der Frage nachging, welche Trainingsmechanismen besonders zeitsparend sind. Im Übrigen sind leistungsorientierte Leichtathleten nicht besonders mitteilsam, wenn es um ihre Trainingsgeheimnisse geht. Es dauert nicht selten Jahre oder sogar Jahrzehnte, bis (ehemalige) Weltrekordhalter bekannt geben, mit welchen Trainingsprogrammen sie gearbeitet haben. Man muss auch zur Kenntnis nehmen, dass Trainingspraktiken einer Wellenbewegung im Sinne von Trends unterliegen. Intervalle waren für Läufer in den 1950er-Jahren das Maß aller Dinge; später setzte man auf lange, langsame Laufeinheiten und die Praktik des *Taperings* – die Abnahme des Trainingsvolumens in den letzten Wochen vor einem Wettkampf.

Es gab also schon früh Befürworter des Intervalltrainings, die erkannten, dass sich mit den intensiven Aktivitätsschüben, durch die sich dieser Ansatz auszeichnet, die athletische Leistungsfähigkeit effektiv fördern ließ. Woldemar Gerschler, Direktor des Instituts für Leibesübungen an der Albert-Ludwigs-Universität Freiburg und Leichtathletiktrainer, gilt als Pionier auf diesem Gebiet und fing in den 1930er-Jahren an, die physiologische Wirkung des Intervalltrainings systematisch und wissenschaftlich zu untersuchen. Laut einer Kolumne des Leichtathletiktrainers Peter Thompson in *Athletics Weekly* trug Gerschlers Intervalltraining dazu bei, dass Rudolf Harbig die 800-Meter-Distanz in 1:46,6 Minuten lief – 1,6 Sekunden schneller als der damalige Weltrekord. Den Rekord hielt er laut Thompson erstaunliche 16 Jahre, und der nächste Athlet, der ihn brach, war der Belgier Roger Moens, der ebenfalls von Gerschler betreut wurde. Noch erstaunlicher ist vielleicht, dass Harbig einen Monat nach seinem 800-Meter-Rekord den 400-Meter-Lauf in genau 46 Sekunden lief und damit wiederum einen Rekord aufstellte.

Dank solcher Ergebnisse wurde Gerschler in den folgenden Jahrzehnten in englischsprachigen Leichtathletik-Zeitschriften oft zitiert, und er brachte mit anderen Verfassern das Lehrwerk *Das Intervalltraining* heraus. 1959 veröffentlichten Gerschlers Mitautoren, die Kardiologen Herbert Reindell und Helmut Roskamm, die erste Beschreibung von Intervalltraining in einer wissenschaftlichen Fachzeitschrift.

Gerschler war der Überzeugung, dass Intervalle dem herkömmlichen *Steady-State*-Training überlegen waren, weil sie die Leistung schneller verbesserten. »Der langsame, kontinuierliche Langstreckenlauf erfordert ein Training über außergewöhnlich lange Distanzen, weil sich nur so der erforderliche Stimulus erzielen lässt«, schrieb er 1963 in einem Artikel für die Zeitschrift *Track Technique*. »Man müsste jeden Tag stundenlang laufen, was den Athleten mehr durch die Eintönigkeit als durch die körperliche Anstrengung zermürben würde.« Im folgenden Jahr sagte er in einem Interview in derselben Zeitschrift: »Unsere Beobachtungen lehrten uns, dass Langstreckenläufe, die für den Athleten nur eine geringe Belastung darstellen, nahezu wertlos sind.« Gerschlers Arbeit spiegelt die Rivalität zwischen Intervalltraining und traditionellen Methoden des Dauerlaufs wider, die es bis heute gibt: »Langstreckenläufe tragen nicht zur Verbesserung der Laufgeschwindigkeit über die mittleren Distanzen bei.«

In den USA war es Edward L. Fox, der sich für den Einsatz von Intervallen aussprach und damit den größten Beitrag leistete, diese Trainingsmethode in eine Richtung zu lenken, die der Mainstream schließlich als gesundheitsfördernde Fitness betrachten würde. Als Professor an der Ohio State University begann sich Fox für die Wissenschaft des Intervalltrainings zu interessieren, nachdem er sich im Rahmen seiner Forschungen für das US-Militär von dessen Wirksamkeit überzeugen konnte. Anfang der 1960er-Jahre machten sich die

Politiker in Washington Sorgen darüber, dass die chinesische Volksarmee über den Himalaja kommend Indien angreifen könnte, einen Verbündeten der USA im Kalten Krieg. Die Regierung wollte wissen, wie US-Soldaten mit der Höhe zurechtkämen, wenn man Tausende von GIs mit Fallschirmen über hoch gelegenen Bergen und Tälern absetzen würde, wie es sie an der Grenze zwischen Indien und China gibt. Also engagierten sie Fox und seinen akademischen Mentor an der Ohio State, Donald K. Mathews, für ein Experiment.

Mathews, Fox und weitere Wissenschaftler der Ohio State machten sich 1963 an die Arbeit. Dick Bowers von der Bowling Green State University war damals an der Durchführung der Studie beteiligt und erinnert sich daran, dass die Wissenschaftler die Soldaten in zwei Gruppen teilten. Eine Gruppe absolvierte über einen Zeitraum von acht bis zehn Wochen ungefähr eine halbe Stunde täglich Intervalltraining, während die zweite Gruppe sich zwei bis drei Stunden armeeüblicher Körperertüchtigung unterzog, beispielsweise Calisthenics (Übungen nur mit dem eigenen Körpergewicht, ohne Geräte) und zügige Märsche. Nach dieser Phase wurden die Soldaten in der kalifornischen Sierra Nevada drei Wochen in verschiedenen Disziplinen wie beispielsweise Gewehrschießen getestet.

Wie es manchmal in der Wissenschaft der Fall ist, hatte die wichtigste Erkenntnis aus dieser Studie nichts mit dem eigentlich beabsichtigten Resultat zu tun. Es stellte sich heraus, dass Fitness kaum Schutz vor der Höhenkrankheit bot – ein Thema, das der US Army sehr wichtig war. Aber die Wissenschaftler staunten laut Bowers über ein Phänomen, das sie nach dem ersten Training bemerkten. Obwohl die Intervallgruppe deutlich kürzer trainierte als die *Steady-State*-Gruppe, war das Fitnessniveau aller Soldaten ungefähr gleich.

Dieses Ergebnis versetzte die Army derart in Erstaunen, dass sie unter anderem Mathews und Fox den Auftrag erteilte weiterzuforschen, um mehr über das Intervalltraining und seine Vorzüge zu erfahren. Die Army dachte vielleicht, dass verweichlichte Zivilisten mit dieser Technik schneller in eine wehrtaugliche Verfassung gebracht werden könnten. Statt die Rekruten wie üblich zehn Meilen in voller Kampfmontur laufen zu lassen, sollten die Grundausbilder vielleicht auf kurze *All-out*-Sprints umschwenken.

»Es scheint«, so folgerten Mathews, Fox und ihre Mitautoren nach der zweiten Studie, »dass ein Intervallprogramm, das seinen Schwerpunkt auf die

Kurzstrecke richtet, hinsichtlich der investierten Trainingszeit eine maximale Verbesserung der kardiovaskulären Ausdauer bewirkt.« Mathews und Fox schrieben außerdem, dass »das Intervallprogramm dem herkömmlichen Army-Programm vor allem deshalb überlegen war, weil eine recht begrenzte Zeit pro Trainingseinheit ausreicht, um die erwünschten Ergebnisse zu erzielen«.

Vor über einem halben Jahrhundert war Forschern also bereits klar, dass Intervalltraining die schnellste und effizienteste Methode war, um die Fitness in möglichst kurzer Zeit zu verbessern. Fox und Mathews veröffentlichten 1974 ein Buch mit dem Titel *Interval Training: Conditioning for Sports and General Fitness*. Die Kernthese lautet: Intervalltraining ist der beste Ansatz zur Verbesserung der Kondition.

Mathews und Fox waren so überzeugte Verfechter der Methode, dass sie das Vorherrschen des Ausdauertrainings dafür verantwortlich machen, dass seit 1900 eine deutliche Abnahme der Weltrekorde für die 100-, 400- und 1500-Meter-Läufe sowie die Marathondistanz zu verzeichnen ist. »Im Grunde sollte man jede Form von körperlicher Arbeit in Intervallen verrichten und nicht als kontinuierliche Aktivität«, schrieben sie. »Für den Trainer und Athleten sollten Intervallprogramme die Grundlage für Konditionssport in *allen* Disziplinen bilden«; unter anderem Footballspieler, Sprinter, Kugelstoßer und »selbst Geschäftsleute« sollten ihrer Auffassung nach diese Methode anwenden. Vielleicht übertrieben Sie es ein wenig mit ihrer Begeisterung, als sie den Intervallansatz als beste Strategie für jede Form von körperlicher Betätigung empfahlen, von Schneeschaufeln über Staubsaugen bis hin zum Umgraben des Gartens.

»Wir hoffen, dass Sie den Ansatz [des Intervalltrainings] sorgfältig in Erwägung ziehen werden«, schließt Fox die Einleitung ab. »Intervalltraining ist der erfolgreichste und schmerzloseste Fitnessansatz, den wir kennen.«

Fox hatte recht, fand aber nur wenig Gehör. Warum? Die anderen Wissenschaftler widersprachen damals heftig, als es um die Frage ging, ob Intervalltraining besser als Ausdauertraining sei. Einer der bekanntesten Forscher, der etwas zu diesem Thema zu sagen hatte, war der schwedische Mediziner und Physiologe Bengt Saltin, der an einigen der ersten wissenschaftlichen Veröffentlichungen in englischer Sprache zu den einzigartigen Eigenschaften von Intervalltraining beteiligt war.

Wie es der Zufall will, ist Saltin auch mein Mentor. Er war der erste Präsident des European College of Sport Science und veröffentlichte knapp 500 Beiträge in Fachzeitschriften – darunter fünf Arbeiten mit mir als Co-Autor. Ich hatte das große Privileg, als Postdoktorand von 1997 bis 1999 in seinem Labor arbeiten zu dürfen. Zu jenem Zeitpunkt war Saltin ein international hoch angesehener Physiologe und Leiter des Muskelforschungszentrums an der Universität Kopenhagen. Er war für mich ein Universalgenie, denn er interessierte sich für alles.

Als ich anfing, für dieses Kapitel zu recherchieren, wusste ich, dass sich Bengt am Anfang seiner Karriere mit Intervalltraining befasst hatte. Ich wusste aber nicht, dass er auch als Testperson und Mitautor an einer der ersten Studien mitgewirkt hatte, die jemals in einer Fachzeitschrift vorgestellt wurden. Mich faszinierte außerdem, wie er die Diskussion in den 1970er-Jahren beeinflusst hatte, als sich Physiologen uneinig waren, ob Intervall- oder *Steady-State*-Training die bessere Methode sei. »Es gibt Autoren, die davon überzeugt sind, dass intermittierendes Training zur bestmöglichen Steigerung der Ausdauer führt«, schrieb Bengt 1976 und verwendete dabei für Intervalltraining das Synonym »intermittierendes Training«, das in jener Anfangszeit oft benutzt wurde. Dennoch kam er zu dem Schluss, dass »Intervalltraining hinsichtlich der Verbesserung der Ausdauer keinen Vorteil gegenüber kontinuierlichem Training zu bieten scheint.«

Sie haben richtig gelesen. Am Anfang nahm mein Mentor an, dass Intervalltraining genauso effektiv sei wie kontinuierliches Training. Die Meinung angesehener Experten wie Bengt hat viel Gewicht und beeinflusste die in der Fachwelt herrschenden Ansichten stark. Edward L. Fox und andere behaupteten, dass Intervalltraining eine erstaunlich effiziente Art sei, um leistungsfördernde physiologische Adaptationen auszulösen – eine Behauptung, die später meine eigenen Studien und die vieler anderer Physiologen in den folgenden Jahrzehnten bestätigen sollten. Aber in den 1970er-Jahren war die vorherrschende Meinung, dass Intervall- und *Steady-State*-Training etwa gleichwertig seien. Das heißt, dass bei gleichem Zeiteinsatz kein Ansatz dem anderen überlegen sei. Wissenschaftler wie Fox, die vorschlugen, dass die US-Soldaten in der Grundausbildung anstelle von Dauerläufen wenige Sprints machen sollten, galten als Sonderlinge.

Eine einflussreiche Studie, die von Bengt und anderen zitiert wird, wurde von Duane O. Eddy von der Ball State University, Indiana, durchgeführt. Die Forscher arbeiteten mit zwei Gruppen von Probanden im Collegealter und verordneten ihnen verschiedene Trainingsprogramme. Die erste Gruppe sollte auf dem Fahrradergometer in gleichbleibender, moderater Geschwindigkeit so in die Pedale treten, dass die Belastung 70 Prozent der maximalen Sauerstoffaufnahme entsprach. Die zweite Gruppe absolvierte Intervalle, bestehend aus einer Minute Belastung bei hundert Prozent der maximalen Sauerstoffaufnahme und einer Minute Erholung in Form von leichtem Radfahren. Das Training wurde so angepasst, dass beide Gruppen in etwa gleich viel Energie (Kalorien) verbrannten. Nach sieben Wochen Training prüften die Forscher die Fitness beider Gruppen. Die Ergebnisse waren nahezu identisch. Aufgrund ebendieser Studie kam Bengt 1976 zu dem Schluss, dass »Intervalltraining hinsichtlich der Verbesserung der Ausdauer keinen Vorteil gegenüber kontinuierlichem Training zu bieten scheint«.

Wie konnte das sein? Immerhin haben meine eigenen Versuche, wie auch ein Dutzend weiterer Studien, die diverse Kollegen in den letzten zehn Jahren durchgeführt haben, gezeigt, dass sich mit Intervalltraining die Fitness und Gesundheit in wesentlich kürzerer Zeit verbessern lässt. Manche sprechen gar von einem Vielfachen an Effizienz. Was hat es also mit der Studie von Eddy und seinen Kollegen auf sich? Vermutlich liegt das Problem in der Intensität der Intervalle, die die Forscher damals vorgaben. Denken Sie an Paavo Nurmi, Roger Bannister und Emil Zátopek – sie forderten in den Intervallen *all-out*-Leistung, also eine Überbeanspruchung. Dasselbe gilt für viele Intervalle, die wir in meinem Labor untersuchten. Das Sprinttempo, das wir unseren Testpersonen abverlangten, ist zwei- oder dreimal höher als die Arbeitslast, die sie bei maximaler Sauerstoffaufnahme (VO_2max) erreichen.

Im Gegensatz dazu waren die Intervalle, die Eddy und seine Kollegen von ihren Probanden forderten, vergleichsweise leicht: Sie verlangten das Tempo bei hundert Prozent der maximalen Sauerstoffaufnahme.

Eddys Intervalle waren einfach nicht intensiv genug. Die einflussreiche Studie, die Bengt Saltin und – wie ich vermute – viele andere Physiologen Mitte der 1970er-Jahre zu der Annahme verleitete, Intervalltraining sei höchstens genauso wirksam wie Ausdauertraining (also nicht wirksamer), beruhte auf einer

Versuchsanordnung mit zu geringer Intensität. Und deswegen gelang es dem Intervalltraining in den 1970er-Jahren nicht, im Mainstream Fuß zu fassen.

Der größte Befürworter von Intervalltraining, den es in der Fachwelt gab, war Ed Fox von der Ohio State University, der 1983 im Alter von 44 Jahren unerwartet verstarb. Was wäre wohl geschehen, wenn Fox länger gelebt hätte, um die Vorteile des Intervalltrainings weiter zu erforschen? Oder wenn Eddy und seine Kollegen ihre Probanden einer höheren Belastung ausgesetzt hätten, ihnen etwa *All-out*-Sprints verordnet hätten? Hätte sich der Lauf der Geschichte verändert?

Die Öffentlichkeit wurde erst allmählich auf die Vorteile des Intervalltrainings aufmerksam, als der japanische Physiologe und Assistenztrainer des japanischen Olympiateams für Eisschnelllauf, Izumi Tabata, eine Studie in der Fachzeitschrift *Medicine and Science in Sports and Exercise* veröffentlichte. Die Studie half aufzuzeigen, wie wirksam Intervalle für die Verbesserung der Fitness sein können. Es beruhte auf einem Workout, das Irisawa Koichi, der Nationaltrainer des japanischen Eisschnelllaufteams, entwickelt hatte, und wie folgt aussah: Nach zehn Minuten Aufwärmen machten die Eisschnellläufer acht *All-out*-Sprints à 20 Sekunden, zwischen denen jeweils zehn Sekunden Erholung lagen, d. h., die Belastungsphasen beliefen sich insgesamt auf gerade einmal 2:40 Minuten. Tabata forderte seine Testpersonen auf, mit einer Intensität zu sprinten, die 170 Prozent der maximalen Sauerstoffaufnahme entsprach.

Die Eisschnellläufer führten diese Einheit viermal pro Woche auf einem Standfahrrad aus. Am fünften Tag fuhren die Probanden 30 Minuten bei moderater Geschwindigkeit und machten nur vier statt acht 20-Sekunden-Sprints. Obwohl die Probanden nur kurz unter hoher Belastung trainierten, verbesserten sie ihre maximale Sauerstoffaufnahme um 15 Prozent. Das ist eine beachtliche Steigerung, wenn man den vergleichsweise geringen Zeitaufwand bedenkt.

Tabatas unkonventionelles Konzept drang in die Welt des Personal Trainings vor. Ein knappes Jahrzehnt später veröffentlichte ich meine eigene Studienreihe, in der die Probanden bei einer Intensität sprinten mussten, die über 200 Prozent der maximalen Sauerstoffaufnahme entsprach.

In den Studien in meinem Labor wurden zusätzlich invasive Messungen wie Muskelbiopsien vorgenommen, die Einblicke in die Zellvorgänge gewährten, die für die Wirksamkeit der *All-out*-Sprints verantwortlich sind. Wir stellten auch direkte Vergleiche zwischen der Wirksamkeit von *All-out*-Sprints und traditionellem Ausdauertraining an, die das bestätigten, was wir langsam begriffen: dass kurze, vor allem mit *All-out*-Intensität ausgeführte Intervalle eine erstaunlich hohe fitnessfördernde Wirkung haben. Die Aufmerksamkeit, die meine Studien erregten, schien Laien das Konzept besser verständlich zu machen, dass Intervalle eine gute Möglichkeit darstellen, um schnell fit zu werden.

Ich hatte leider nie die Gelegenheit, meinem Mentor Bengt Saltin Fragen zu den Schlussfolgerungen zu stellen, die er 1976 gezogen hatte. Er starb im September 2014 im Alter von 79 Jahren – einige Monate bevor ich begann, für dieses Buch zu recherchieren. Ich weiß aber auf jeden Fall, dass er am Ende seines Lebens von der Wirksamkeit des Intervalltrainings überzeugt gewesen war. Er verfolgte meine Karriere und meine Veröffentlichungen, wie er dies bei allen seinen ehemaligen Studenten zu tun pflegte. Ich traf ihn zuletzt im September 2013 während einer Konferenz in Kopenhagen. Wir tranken Kaffee in einem kleinen Lokal gegenüber der Universitätsklinik, in der sich sein Labor befand. Wir unterhielten uns über unsere üblichen Themen – Forschung, Alltag, Familie und gemeinsame Freunde. Im Laufe des Gesprächs erwähnte er, dass meinen Studien viel Aufmerksamkeit zuteilwurde und er sich für mich freue. Er befand, dass meine Arbeit wichtig sei und ihn mit Stolz erfülle.

Und ja, ich fühlte mich großartig.

4

MEHR ALS EINFACHE FITNESS

Mittlerweile sollten Sie überzeugt sein, dass Intervalltraining effektiv ist. Aber wir haben uns bisher hauptsächlich mit Trainingsprogrammen befasst, die die Steigerung der sportlichen Leistungsfähigkeit in den Mittelpunkt stellen. In diesem Kapitel geht es um die Wirkung, die Intervalle auf die Gesundheit haben.

Dies ist meiner Meinung nach das spannendste Kapitel im ganzen Buch, und zwar aus folgendem Grund: Fragt man die meisten Menschen, warum sie sich nicht sportlich betätigen, hört man in der Regel eine von mehreren Ausreden, und die gängigste ist: »Ich habe keine Zeit dafür.« Fit zu werden, scheint sie zu überfordern. Sie stellen sich Fitness als etwas vor, das auf der anderen Seite eines tiefen Abgrunds mit den Ausmaßen des Grand Canyons liegt. Die Leute stehen auf der einen Seite, fühlen sich ausgelaugt und außer Form. Und auf der anderen Seite warten Fitness und all die anderen Dinge, die damit verbunden sind, beispielsweise mehr Energie, eine positivere Lebenseinstellung, ein vor Gesundheit strotzender Körper und eine höhere Lebenserwartung.

Diese Leute denken, dass sie sehr viel trainieren müssen, um diesen Abgrund zu überwinden bzw. fit zu werden. Sie befürchten, dass sie viele Monate lang jede Woche mehrmals ins Fitnesscenter gehen und dort stundenlange Workouts absolvieren müssen. Allein der Gedanke, überhaupt damit anzufangen, überfordert sie schon.

Aber sie haben dabei die traditionelle Trainingsform im Sinn. Einen Ansatz, bei dem sie sich langsam, aber kontinuierlich bewegen müssen. Sie wissen nicht, dass es für sie und ihre Bedürfnisse eine neue, wissenschaftlich erprobte Methode gibt. Wir wissen, dass sich mit Intervalltraining die Fitness schnell verbessern lässt. Nur sechs Intervallworkouts in zwei Wochen können physiologische Anpassungen hervorrufen, die zu einer Verdopplung der Ausdauerkapazität führen. Sechs Workouts mit insgesamt einer Stunde intensiver körperlicher Belastung können Ihren Blutzuckerspiegel senken, wenn Sie Diabetiker sind. Sechs Workouts können Ihnen das Gefühl geben, in Form zu sein. Und wenn Sie es auf sich nehmen wollen, kann nur eine Minute maximaler Verausgabung – in Form von drei *All-Out*-Sprints à 20 Sekunden – Ihre Physiologie genauso verändern wie 50 Minuten Radfahren in moderatem Tempo. Die Studien, die in meinem Labor durchgeführt wurden, haben das bewiesen.

Einige Kritiker behaupten, hochintensive Intervalle seien nur etwas für motivierte Sportskanonen, die bereits über eine Grundfitness verfügen, aber das stimmt nicht. Manche Menschen sollten durchaus auf Intervalltraining verzichten, aber es handelt sich hierbei um eine kleine Gruppe. Die meisten Personen, selbst chronisch Kranke, können einem Fitnessprogramm folgen, das auf Intervallen beruht.

DIE RISIKO-NUTZEN-ANALYSE

Bevor wir auf die gesundheitlichen Vorteile eingehen, möchte ich ein Thema ansprechen, das unweigerlich aufkommt, wenn ich auf Konferenzen oder Tagungen über Intervalltraining referiere. »Einen Moment«, höre ich dann oft. »Intervalltraining klingt toll. Aber ist es nicht auch gefährlich?«

Normalerweise reagiere ich folgendermaßen auf diese oder ähnliche Fragen: Zuerst weise ich darauf hin, dass nicht jedes Intervalltraining zwangsläufig hochintensiv sein muss. Für die meisten Menschen ist jede Art von körperlicher Aktivität besser als Nichtstun. »Das größte Risiko besteht darin, das Sofa nicht zu verlassen«, pflegt meine Kollegin Maureen MacDonald zu sagen.

Unser ganzer Alltag ist mit einem gewissen Risiko verbunden. Das Haus am Morgen zu verlassen ist deutlich riskanter, als zu Hause zu bleiben. In ein Flugzeug zu steigen, um für eine Woche zu verreisen, ist mit größeren Risiken verbunden als ein Urlaub auf dem heimischen Balkon. Und ein Segeltörn birgt mehr Gefahren als ein ganztägiger Aufenthalt im Hotelzimmer. Wir tun diese Dinge trotzdem, weil sie uns einen gewissen Nutzen, zum Beispiel Freude, versprechen, der das höhere Risiko rechtfertigt. Dasselbe gilt für sportliche Aktivität.

Laut einem Grundsatzpapier des American College of Sports Medicine von 2015 »hat eine sportliche Aktivität von energischer Intensität ein kleines, aber messbares akutes Risiko für Komplikationen [durch kardiovaskuläre Erkrankungen]«. Das heißt, dass nach dem energischen Training kurzfristig ein erhöhtes Risiko für eine Durchblutungsstörung besteht, beispielsweise einen Herzinfarkt.

2016 berief sich das Sports and Exercise Leadership Council des American College of Cardiology auf eine Studie, die zeigte, dass das Risiko für einen durch energisches Training veranlassten plötzlichen Herztod gering war und auf 1420000 Stunden sportlicher Aktivität im Durchschnitt ein Todesfall eintrat. Das ist nicht viel, aber trotzdem ist das Sterberisiko um 17 Prozent höher als in Phasen geringer oder ausbleibender körperlicher Aktivität. Die Kardiologen erklärten, dass *mehr* energische Trainingsschübe das Risiko verringerten, *während* dieses energischen Trainings einen Herzinfarkt zu erleiden. Ob die Testpersonen nun Intervalle oder andauerndes, langsames *Steady-State*-Training absolvierten, spielte im Grunde keine Rolle – wer die Intensität fünfmal wöchentlich anhob, hatte ein »deutlich geringeres« Risiko, einen durch energisches Training verursachten Herzinfarkt zu erleiden, als jene, die überhaupt nicht energisch trainierten. »Solche Ergebnisse«, notierten die Kardiologen, »zeigen, dass eine energische körperliche Aktivität das Risiko für akute Herzinfarkte kurzfristig erhöht, *das Gesamtrisiko aber senkt*.«

Die Hervorhebung stammt von mir. Die Auslegung der Resultate ist die große Herausforderung, wenn man versucht, die mit Intervalltraining verbundenen Risiken zu verstehen, insbesondere seine intensivsten Formen wie zum Beispiel wiederholte Sprints. Bei älteren Menschen steigt mit der Intensität des Trainings das Risiko eines plötzlichen Herztodes während oder unmittelbar nach der Aktivität. Aber energisches Training verbessert die Fitness, die wiederum das allgemeine Sterberisiko senkt.

Um das Risiko besser einzuschätzen, befragte ich Paul Thompson, einer der Autoren der Veröffentlichung und Leiter der kardiologischen Abteilung am Hartford Hospital in Connecticut und Mitglied des Sports and Exercise Leadership Council. Thompson ist ein leidenschaftlicher Befürworter sportlicher Aktivität. Er joggte jahrelang zur Arbeit und nahm bisher 27-mal am Boston-Marathon teil. »Wenn Sie kerngesund sind, stellt hochintensives Training kein erhöhtes Risiko dar«, sagt er. »Der Haken ist, dass Sie mit Mitte 40, 50 oder 60 vielleicht gar nicht wissen, dass Sie ein Gefäßleiden haben. Sie wissen vielleicht gar nicht, dass Ihre Herzarterie mit Plaque zugesetzt ist. Die meisten plötzlichen Herzinfarkte erleiden Personen, die zuvor keine Symptome bemerkten.«

»Wenn Sie tausend Personen in zwei Gruppen aufteilen und der einen Gruppe ein hochintensives Training verordnen, der anderen Gruppe hingegen ein moderates Training, würde in der hochintensiven Gruppe während des Workouts vermutlich eher ein Herzinfarkt eintreten als in der moderat-intensiven Gruppe«, sagt Thompson.

Die entscheidenden Wörter sind hier »während des Workouts«, weil sich einige Grundvoraussetzungen ändern, wenn man das allgemeine Risiko für Herzinfarkte bedenkt. »Sowohl die hochintensive als auch die moderate Gruppe haben eine höhere Lebenserwartung und ein geringeres Infarktrisiko als Personen, die gar keinen Sport treiben«, sagt er.

Erkennen Sie den Unterschied? Wenn Sie hart trainieren, steigt bei der Ausübung der Aktivität das Risiko für einen Herzinfarkt ein wenig an. Aber insgesamt *senkt* das intensive Training das allgemeine Risiko, herzkrank zu werden. Es besteht zwar kurzfristig ein etwas höheres Risiko, das allerdings durch einen langfristigen, größeren Nutzen aufgewogen wird. Diese Risiko-Nutzen-Rechnung lohnt sich in meinen Augen, und die Zeiteffizienz der Intervalle ist der Grund dafür, warum ich seit Jahren dieser Methode folge. Thompson weist ferner darauf hin, dass das Risiko für einen plötzlichen Herzinfarkt mit dem Alter steigt. »Wenn Sie mir sagen, dass Sie entweder HIIT praktizieren oder ansonsten gänzlich auf Sport verzichten würden«, sagt Thompson, »dann würde ich Ihnen zu HIIT raten. Wenn Sie mir allerdings sagen, dass Sie sich zwischen moderatem Training und HIIT nicht entscheiden können, 65 Jahre alt sind und durchaus Zeit für längere Workouts haben, dann würde ich Ihnen auf jeden Fall zum moderaten Training raten.«

Wenn wir uns für ein Intervalltraining entscheiden, wägen wir – wie so oft im Leben – Risiko und Nutzen ab. Ob es sich für Sie lohnt, das Risiko in Kauf zu nehmen, hängt vorrangig von Ihrem Alter ab. Intensives Training ist für junge, gesunde Personen in der Regel unbedenklich. Aber früher oder später erreichen Sie ein gewisses Alter, in dem Sie sich fragen müssen, ob die Vorteile eines zeitsparenden Trainings die potenziellen Nachteile aufwiegen. Vielleicht werden Sie in ein Alter kommen, in dem Sie von den wirklich anstrengenden Dingen Abstand nehmen möchten. Doch wenn Sie im Rahmen Ihres Workouts Intervalle verwenden, wird das Alter, in dem Sie diese Entscheidung treffen müssen, vermutlich deutlich höher sein als bei jenen, die nie eine Form von Intervalltraining gemacht haben.

INTERVALLTRAINING UND GESUNDHEIT

Kehren wir zu der unbestreitbaren Tatsache zurück, dass Fitnesstraining gut für die Gesundheit ist. Zuerst gehen wir darauf ein, woher wir das so genau sagen können, bevor wir unseren Blick auf die Beweislage richten, die eindeutig für Intervalltraining mit erstaunlich wirksamen, gesundheitsfördernden Eigenschaften spricht.

Die physiologischen Veränderungen, die durch Training entstehen und dafür sorgen, dass wir kurzfristig schneller und kraftvoller laufen können, helfen uns auch dabei, ein längeres und aktiveres Leben zu führen – mit weniger chronischen Krankheiten. Diese Vermutung gab es schon in der Antike: Der griechische Arzt Hippokrates, der als Begründer der westlichen Medizin gilt, soll sinngemäß gesagt haben, dass »essen allein nicht gesund hält; man muss sich auch bewegen«. Aber erst im 20. Jahrhundert wurde der Zusammenhang zwischen körperlicher Aktivität und Gesundheit wissenschaftlich ausgearbeitet. Ende der 1940er-Jahre führte der britische Arzt Jeremy Morris eine Studie über die relative Gesundheit von rund 31 000 Mitarbeitern der Londoner Verkehrsbetriebe durch. Es gab grundsätzlich zwei Arten von Arbeit: die Fahrer manövrierten die Doppeldeckerbusse durch die Straßen Londons, während die Kontrolleure immer auf den Beinen waren und die Treppen zum Oberdeck hinauf- und hinuntersteigen mussten, um Fahrkarten zu entwerten und für Ordnung zu sorgen.

Die Busfahrer verbrachten etwa 90 Prozent ihrer Arbeitszeit im Sitzen. Im Gegensatz dazu stiegen die Kontrolleure im Durchschnitt pro Schicht 600 Treppenstufen. In der sogenannten London Transport Workers Study untersuchte Morris die medizinischen Unterlagen der Angestellten und quantifizierte die Herzerkrankungen. Und er stellte einen erstaunlichen Unterschied fest: Die körperlich aktiveren Kontrolleure hatten nicht einmal halb so viele Herzinfarkte wie die Busfahrer und wurden deutlich seltener herzkrank. Und wenn Kontrolleure doch einen Herzinfarkt erlitten, überlebten sie diesen wesentlich häufiger als die überwiegend sitzenden Busfahrer.

1953 veröffentlichte Morris im *Lancet* eine klassische epidemiologische Studie, die als eine der ersten Versuche gilt, das Ausmaß körperlicher Aktivität einer großen Population mit ihrem Erkrankungsrisiko in Bezug zu setzen. Seither haben Dutzende von epidemiologischen Studien bestätigt, dass körperliche Aktivität das Risiko für die Entwicklung von Herz-Kreislauf-Erkrankungen und zahlreichen anderen Leiden reduziert und so auch das allgemeine Sterberisiko. Heute wissen wir, dass regelmäßige sportliche Betätigung vermutlich die effektivste Maßnahme ist, die wir ergreifen können, um unsere Lebenserwartung und unsere Gesundheit zu verbessern. Und deswegen sprechen Organisationen wie das American College of Sports Medicine (ACSM) und die Weltgesundheitsorganisation (WHO) zur Förderung der Gesundheit Empfehlungen aus wie beispielsweise 150 Minuten pro Woche eine moderat-intensive, aerobe sportliche Aktivität.

Im Gegensatz zu anderen Organisationen räumen das ACSM und die WHO der Trainingsintensität eine potenzielle Bedeutung ein – in ihren Empfehlungen steht, dass man anstelle von 150 Minuten bei moderater Intensität auch 75 Minuten bei hoher Intensität trainieren kann. Versuche, die in meinem wie auch in anderen Laboren durchgeführt wurden, legen nahe, dass man seine Gesundheit sogar in noch kürzerer Zeit verbessern kann, wenn man bei nahezu maximaler oder *All-out*-Intensität trainiert.

Nachfolgend möchte ich darauf eingehen, auf welche Weise Intervalltraining Ihre Lebensqualität und -erwartung erhöhen kann.

INTERVALLE BEUGEN KARDIOVASKULÄREN ERKRANKUNGEN VOR

Der Begriff »kardiorespiratorische Fitness« bezieht sich auf die Gesundheit von Herz, Lunge und Blutgefäßen. Wie ich bereits erwähnt habe, gilt die maximale Sauerstoffaufnahme (VO_2max) als Indikator für die kardiorespiratorische Fitness, also die maximale Rate, mit der der Körper bei einer schweren Anstrengung Sauerstoff nutzt. (Sie wird manchmal auch als »Spitzensauerstoffaufnahme« oder »VO_2peak« bezeichnet. Für die meisten Zwecke kann man beide Begriffe synonym verwenden, obwohl es kleine technische Unterschiede gibt.)

Wissenschaftler haben auch erkannt, dass die VO_2max ein wichtiger Indikator für den allgemeinen Gesundheitszustand einer Person ist – eine Art »magische Zahl«, die hilft zu prognostizieren, wie lange man leben wird und wie hoch das Risiko ist, chronische Krankheiten zu entwickeln. Sie ist der vielleicht wichtigste Gesundheitsmesswert überhaupt.

Es gibt viele Faktoren, die Ihre VO_2max bestimmen, und manche können Sie aktiv kontrollieren und beeinflussen (zum Beispiel Aktivitätsniveau und Tabakkonsum), andere hingegen nicht (Alter und Geschlecht). Der wichtigste Faktor, der die individuellen Unterschiede der VO_2max bestimmt, ist die Blutmenge, die Ihr Herz in den Blutkreislauf pumpen kann.

Wissenschaftler haben dies teilweise durch vergleichende physiologische Untersuchungen herausgefunden – die physiologischen Unterschiede verschiedener Tierspezies zum Menschen. Vor allem als sie Tiere von ähnlicher Größe, aber unterschiedlicher aerober Kapazität miteinander verglichen, stellten sie fest, dass die VO_2max umso höher ist, je größer das Herz des Tieres ist. Ein Hund hat zum Beispiel eine doppelt so hohe VO_2max wie eine Ziege – und ein doppelt so großes Herz. Ähnlich hat ein Rennpferd eine doppelt so hohe VO_2max wie ein Stier – und auch das Herz des Rennpferds pumpt doppelt so viel Blut in den Kreislauf wie das Herz des Stiers.

Das menschliche Herz ist ein ganz erstaunliches Organ. Wenn sich eine durchschnittliche Person in Ruhe befindet, kann ihr Herz etwa fünf Liter Blut pro Minute pumpen, ganz gleich, ob sie fit oder träge ist. Stellen Sie sich das nur einmal vor – das sind gewissermaßen fünf Maß Bier, die jede Minute durch Ihr Herz fließen.

Aber erst wenn man wirklich aktiv wird, zeigt sich, wie leistungsfähig das Herz ist. Dank meines Intervalltrainings bin ich für mein Alter gut in Form – ich bin zwar kein Spitzensportler, zähle aber hinsichtlich Fitness immerhin zum oberen Drittel meiner Altersklasse. Wenn ich mich wirklich anstrenge – und zum Beispiel in die Pedale meines Fahrrads trete, um die Niagara-Schichtstufe in der Nähe meines Hauses zu bewältigen – pumpt mein Herz etwa fünfmal so viel Blut wie im Ruhezustand. Und bei durchtrainierten Ausdauerathleten wie dem US-amerikanischen Ausnahmeschwimmer Michael Phelps? Im Training kann sein Herz achtmal so viel Blut pro Minute pumpen wie im Ruhezustand: insgesamt rund 40 Liter pro

Minute. Oder 40 Maß, die durch das Herz gepumpt werden – in nur einer Minute.

Man kann es sich auch anders vorstellen: Es gibt Kleinwagen, deren Benzintanks etwa 40 Liter fassen. An der Zapfsäule dauert es über eine Minute, um einen solchen Tank zu füllen. Die Blutmenge, die während einer Aktivität durch das menschliche Herz fließen kann, ist größer als das, was die Zapfsäule hergibt. Das ist nur ein Beispiel dafür, wie erstaunlich der menschliche Körper ist.

Wie kann man also möglichst zeitsparend die Pumpleistung des Herzens verbessern, die wiederum die VO_2max sowie die Lebenserwartung steigert und das Risiko für Herzerkrankungen senkt? Studien aus meinem Labor und zahllose Belege von internationalen Wissenschaftlern legen nahe, dass sich dieses Ziel mithilfe anspruchsvollerer Intervallworkouts erreichen lässt, beispielsweise mit hochintensivem Intervall- und Sprintintervalltraining. »Es sieht so aus, als würde HIIT bei einer breiten Bevölkerungsgruppe, darunter gesunde inaktive Personen und Herzpatienten, die kardiorespiratorische Fitness deutlicher verbessern als [kontinuierliches Training bei moderater Intensität]«, steht in einem Überblicksartikel, der vor Kurzem in der Fachzeitschrift *Heart* erschien.

Wir gehen gleich näher auf Herzpatienten ein, aber zuerst sollten wir darüber reden, warum eine höhere Herz- und Lungenkapazität zu einer höheren Lebenserwartung führt. Der Autor des *Heart*-Artikels, Matthew Wilson, zitiert eine Studie, die 2013 im *European Heart Journal* erschien und die Gesundheit aller französischen Radsportler beleuchtete, die von 1947 bis 2012 an der Tour de France teilgenommen hatten. Die Studie stellte diese 786 Radsportler der Gesamtheit aller französischen Männer gegenüber und richtete dabei ihren Blick auf das Sterberisiko. Die Radfahrer hatten ein um 41 Prozent reduziertes allgemeines Sterberisiko. Anders formuliert: Diese französischen Radsportler leben 6,3 Jahre länger als der Durchschnitt der männlichen Franzosen. Eine ähnliche Studie aus den USA, die 2008 in den *Archives of Internal Medicine* veröffentlicht wurde, verglich Läufer mit einer Kontrollgruppe und konnte sogar noch größere trainingsbedingte Unterschiede feststellen. 19 Jahre nach Studienbeginn waren 15 Prozent der Läufer gestorben, während es bei der Kontrollgruppe mit 34 Prozent mehr als doppelt so viele waren.

Wie lässt sich dieses Phänomen erklären? Auf welche Weise verlängert körperliche Aktivität das Leben der Athleten?

Wilson weist darauf hin, dass regelmäßiges Training die Herzfrequenz in Ruhe um 20 Schläge pro Minute senkt und das Herz etwa 20 Prozent mehr Blut pumpen kann. Das liegt daran, dass bei gesunden Menschen die vier Herzkammern durch körperliche Aktivität wachsen. Der Herzmuskel selbst wird stärker und ist so zu einer höheren Pumpleistung fähig. Mit zunehmender Fitness verändern sich außerdem die Blutgefäße. Es verbessert sich das, was Wissenschaftler als »endotheliale Funktion« bezeichnen: Die Gefäßwände werden dehnbarer. Wenn wir den Ruhezustand verlassen und eine körperliche Aktivität ausüben, vergrößert sich der Innendurchmesser unserer Blutgefäße, wodurch eine bessere Durchblutung gewährleistet wird. 2015 zeigte eine Untersuchung wissenschaftlicher Studien an der University of Queensland in Australien, dass eine der bekanntesten HIIT-Einheiten im Vergleich zu traditionellem kontinuierlichen Training bei moderater Intensität in der Lage war, eine wichtige Kenngröße für die endotheliale Funktion zu verdoppeln. Kurzfristig bedeuten solche Veränderungen, dass das Herz nicht so hart arbeiten muss, um den ganzen Körper mit Blut zu versorgen. Langfristig nimmt dadurch die Wahrscheinlichkeit potenziell tödlicher Vorfälle wie Herzinfarkte und Schlaganfälle ab.

Langfristig lässt die Leistungsfähigkeit des kardiovaskulären Systems beim Älterwerden nach – es stellt sich das Gegenteil von Fitnesstraining ein. Mit den Jahren nimmt die Pumpleistung des Herzens ab und die Blutgefäße werden rigider, wodurch sie weniger Blut transportieren. Die gute Nachricht ist allerdings, dass wir diesen altersbedingten Prozess deutlich verzögern und in manchen Fällen sogar umkehren können, und zwar durch sportliche Betätigung. Aber was für welche?

Das ist die Frage, die sich die deutsche kardiovaskuläre Physiologin Katharina Meyer Anfang der 1990er-Jahre stellte. Meyers akademischer Werdegang reicht zu den Anfängen der Forschung über die Wirkung des Intervalltrainings auf den menschlichen Körper zurück. Sie war die Hauptautorin von Studien, die unter der Leitung von Helmut Roskamm durchgeführt worden waren, der 1959 den allerersten Beitrag in einer wissenschaftlichen Fachzeitschrift über Intervalltraining mitverfasst hatte.

Ende der 1990er-Jahre führte Meyer eine Reihe bahnbrechender Studien über das Intervalltraining bei Patienten mit massiven kardiovaskulären Problemen wie Herzinsuffizienz oder Bypass-Operationen aus. Diese Experimente waren ihrer Zeit weit voraus. »Katharina Meyer tat damals Dinge, die sich niemand sonst traute«, erinnert sich Jeff Christle, Experte für Sportphysiologie an der Stanford University.

Zahlreiche der von Meyer entwickelten, höchst innovativen Experimente wendeten Intervalltraining an Patienten an, die chronisch herzkrank waren und deren Pumpleistung entsprechend beeinträchtigt war. Dieser Zustand kann sich entwickeln, wenn das Herz nach besonderen Vorfällen (wie Herzinfarkten) oder Krankheiten beschädigt oder geschwächt ist, und Herzpatienten können schon bei Aktivitäten außer Atem geraten, die die meisten Menschen als nicht anstrengend empfinden, wie zum Beispiel leichtes Bergaufgehen. Die schlechte Pumpleistung des Herzens bewirkt, dass Flüssigkeit in andere Organe wie die Lunge fließt, weshalb die Patienten schnell erschöpfen und kurzatmig werden. In einer Studie, die im Mai 1997 erschien, zeigte Meyer, dass ein dreiwöchiges Intervallprogramm den Zustand von Herzpatienten derart verbessern konnte, dass ihre kardiorespiratorische Fitness um etwa 20 Prozent zunahm.

Viele hielten sie für verrückt, denn damals nahm man an, dass intensives Training für Herzpatienten hochgefährlich sei. Der norwegische Physiologe Ulrik Wisløff machte sich vor einiger Zeit die Mühe, einen kurzen historischen Rückblick über die Rehabilitation bei Herzkrankheiten zu geben. Laut Wisløff und seinen Mitautoren rieten Kardiologen Mitte des 20. Jahrhunderts Patienten nach schweren Herzvorfällen wie Myokardinfarkt, sich möglichst zu schonen und im Bett zu bleiben. Die Patienten sollten 30 Tage Bettruhe einhalten. Keine noch so leichte Aktivität war erlaubt, weil man dachte, dass das Narbengewebe, das durch die Herzinfarkte entstanden war, durch Ruhe ausheilen würde.

1952 äußerten Samuel Levine und Bernard Lown die Meinung, dass Patienten möglicherweise besser beraten wären, nicht völlig ruhiggestellt zu werden, wenn die Patienten also zum Beispiel statt im Bett zu liegen in einem Sessel säßen. Bald rieten andere Kardiologen und Wissenschaftler Patienten zu mehr Aktivität – dass es innerhalb bestimmter Grenzen für die Patienten besser war, mobiler zu sein.

Erinnern Sie sich an die anfängliche Aufregung über hochintensives Training als leistungsfördernde Maßnahme, die in den 1970er-Jahren von Ed Fox und anderen propagiert wurde? Die Disziplin der Herzrehabilitation erlebte nun ein ähnliches Phänomen. Anfang der 1970er-Jahre hatten manche Kardiologen und Physiologen den Eindruck, dass die leichte Aktivität, die sie ihren Patienten verordneten, nicht anstrengend genug war. Sie hatten das Gefühl, dass Rehabilitanden bedenkenlos Dinge tun konnten, die deutlich fordernder waren. Mehr noch – die Patienten sollten sich stärker mobilisieren. Die intensivere Aktivität sei empfehlenswert, weil sie das Herz bei der Heilung unterstützt.

Hierzu zählte auch Intervalltraining. Unter den Wissenschaftlern, die frühe Studien über das Intervalltraining bei Herzkranken durchführten, waren Vojin Smodlaka in New York und Roy Shephard in Toronto. Smodlaka bat einige Patienten darum, 60 Sekunden bei hoher Intensität Rad zu fahren und sich anschließend 30 Sekunden zu erholen – und diese Folge umgehend zu wiederholen. Smodlaka stellte fest, dass die Herzpatienten, die das Intervallprogramm abschlossen, doppelt so lange trainieren konnten wie die Probanden aus der Kontrollgruppe, denen ein kontinuierliches Training verordnet worden war.

Der Kardiologe Terry Kavanagh aus Toronto überzeugte sogar acht seiner Patienten, die ein bis vier Jahre zuvor einen Herzinfarkt erlitten hatten, für den Boston-Marathon 1973 zu trainieren. Im Rahmen ihrer Wettkampfvorbereitung wendeten sie unterschiedliche Formen des Intervalltrainings an, und sieben der acht Herzpatienten schlossen den Lauf erfolgreich ab.

Dennoch versetzten selbst in den 1990er-Jahren die Studien, die Katharina Meyer an rekonvaleszierenden Herzpatienten durchführte, viele Wissenschaftler in Alarmbereitschaft.

»Als ich zum ersten Mal von Meyers Arbeit hörte, erschauerte ich«, erinnerte sich Carl Foster, ehemaliger Präsident des ACSM und Physiologe an der University of Wisconsin, der damals am Milwaukee Heart Institute ein Rehabilitationsprogramm für Herzpatienten leitete. Foster sprach die deutsche Wissenschaftlerin auf einer Konferenz an, nachdem sie ein Seminar gehalten hatte. »Interessanter Vortrag, Dr. Meyer«, sagte Foster. »Wie viele Patienten haben Sie mit dieser Methode schon ins Grab gebracht?«

Doch selbst Foster stellte seinen Herzpatienten das Konzept des Intervalltrainings am Ende vor. Er änderte seine Meinung, als er einer Krankenschwester, die seit Jahren Herzpatienten betreute, von Meyers erstaunlichen Ergebnissen berichtete. »Ach, Herr Doktor. Sie sind aber dumm«, sagte die Krankenschwester und tätschelte dem Physiologen mitleidig die Wange. Dann ging sie ans Fenster und deutete auf den Parkplatz, wo gerade ein Patient zu seinem Auto ging. »Schauen Sie nur, wie dieser Mann geht«, sagte sie, und Foster stellte fest, dass der Patient nur eine kurze Strecke gehen konnte, bevor er anhalten und Luft holen musste. »Die Patienten machen ganz automatisch Intervalltraining, weil ihnen gar keine Wahl bleibt«, erklärte die Krankenschwester dem Arzt, der daraufhin Intervalltraining zu einem Bestandteil seines Rehabilitationsprogramms gemacht hat.

Meyer stellte in ihrer Arbeit etwas fest, das auf den ersten Blick unlogisch scheint, für die Erklärung der Wirkung von Intervalltraining auf das Herz aber sehr aufschlussreich ist. Die kurzen, intensiven Belastungsphasen beanspruchen die aktiven Skelettmuskeln enorm, beispielsweise die Oberschenkel, die das Fahrradergometer antreiben. Aber weil die Aktivität nur von kurzer Dauer ist, muss der Herzmuskel nicht so hart arbeiten wie bei den *Steady-State*-Aktivitäten, die Herzpatienten normalerweise verordnet werden. Meyer verglich in einer Studie drei Intervallprotokolle mit der Art von moderatem, kontinuierlichem Training, zu dem Herzpatienten normalerweise geraten wird. Sie stellte fest, dass die Intervallprotokolle das Herz 12 bis 17 Prozent *weniger* belasteten als das traditionelle aerobe Workout. Meyers Forschung legte nahe, dass die neue Technik für Herzpatienten deutlich sicherer war als aerobes *Steady-State*-Training, sofern ein Arzt zuvor festgestellt hatte, dass der Zustand des Patienten stabil und unter Kontrolle war.

Wissenschaftler am St. Olavs Hospital im norwegischen Trondheim weiteten Meyers Forschung in den folgenden Jahren aus. 2004 führten sie eine komparative Studie durch, in der eine kleine Gruppe von Patienten mit einer kardiovaskulären Erkrankung – Herzinfarkten, Stentoperationen zur Arterienweitung oder Bypassoperationen zur Behebung einer schwerwiegenden Arterienverstopfung – auf einem Laufband mit Steigung trainieren sollten. Die Freiwilligen wurden in zwei Gruppen aufgeteilt. Beide Gruppen absolvierten zehn Wochen lang drei Workouts pro Woche; die eine Hälfte praktizierte ein

Steady-State-Training, die andere Hälfte Intervalltraining. Die Intervallgruppe trainierte 33 Minuten pro Workout, inklusive fünf Minuten leichtes Aufwärmen; darauf folgten vier Intervalle, die aus jeweils vier Minuten Belastung bei einer maximalen Intensität von 85 bis 95 Prozent der Spitzensauerstoffaufnahme und drei Minuten Erholung bestanden. Die *Steady-State*-Gruppe hingegen absolvierte pro Workout 41 Minuten Training bei einer Intensität von 50 bis 60 Prozent der Spitzensauerstoffaufnahme.

Nach den zehn Wochen hatte die *Steady-State*-Gruppe ihre Fitness geringfügig, die Intervallgruppe jedoch enorm verbessert. Die Intervallgruppe hatte ihre kardiorespiratorische Fitness im Vergleich zur *Steady-State*-Gruppe sogar mehr als verdoppelt. Die Autoren der Studie kamen zu dem Schluss, dass »die Ergebnisse dieser randomisierten kontrollierten Studie zeigen, dass eine hochintensive aerobe Aktivität besser als eine moderat-intensive Aktivität geeignet ist, um [die kardiorespiratorische Fitness] bei stabilen Patienten [mit koronarer Arterienerkrankung] zu steigern«.

Die Ergebnisse waren so vielversprechend, dass das St. Olav Hospital eine umfangreichere Studie in Auftrag gab. Diesmal war es eine randomisierte klinische Studie, die unter der Leitung von Ulrik Wisløff durchgeführt und 2007 in der angesehenen Fachzeitschrift *Circulation* veröffentlicht wurde. Sie verglich Probanden, die hochintensive Intervalle ausführten, mit Testpersonen, die ein kontinuierliches Training bei moderater Intensität absolvierten. Es handelte sich dabei um Herzpatienten, die in der Regel nicht an wissenschaftlichen Studien teilnehmen durften, weil diese als zu gefährlich für sie galten. Vor Wisløffs Studie wurden Probanden über 70 Jahre meist von Studien ausgeschlossen. Im Gegensatz dazu betrug das Durchschnittsalter von Wisløffs 27 Probanden 75 Jahre. Sie waren gesundheitlich stabil, aber ziemlich außer Form; ihre kardiorespiratorische Fitness betrug nur 13 Milliliter pro Kilogramm pro Minute. Das ist extrem wenig. Um diese Zahl in einen Kontext zu setzen: Sie erlaubt eine maximale Anstrengung mit einem Energieverbrauch, der nur dreimal so hoch ist wie im Ruhezustand. Im Durchschnitt kann eine körperlich inaktive Person im Rahmen einer maximalen Anstrengung zehnmal mehr Energie aufbringen als im Ruhezustand, Ausdauersportler über 20-mal mehr. Die Gruppe, die Wisløff untersuchte, wäre nach nur einem Stockwerk Treppensteigen bereits völlig außer Atem gewesen.

Manche Probanden unterzogen sich dreimal pro Woche einem moderat-intensiven Training, das aus 47 Minuten Bergaufgehen auf dem Laufband bei 70 bis 75 Prozent der Spitzenherzfrequenz bestand. Die Intervallgruppe wärmte sich zuerst zehn Minuten auf und absolvierte dann vier Intervalle à vier Minuten, die so anstrengend waren, dass ihre Herzfrequenz auf 90 bis 95 Prozent der Spitzenherzfrequenz anstieg; zwischen diesen Belastungen lag eine Erholungsphase von jeweils drei Minuten. Inklusive des Cool-downs bewegte sich die Intervallgruppe neun Minuten weniger als die Ausdauergruppe, d. h. insgesamt 38 Minuten pro Workout.

Und wie schnitten sie ab? Im Vergleich zur Ausdauergruppe verzeichneten die Mitglieder der Intervallgruppe einen dreifachen Anstieg der kardiorespiratorischen Fitness, die als wichtigster Indikator für ein langes Leben gilt. Die Intervallgruppe steigerte sich um satte 46 Prozent, die Ausdauergruppe hingegen um nur 14 Prozent. 46 Prozent ist für Herzpatienten in der Rehabilitation eine enorme Steigerung.

Aber das wirklich Erstaunliche an Wisløffs Studie war die Art und Weise, wie das Intervalltraining die Herzen der Patienten veränderte. Sie bewies, dass ein Teil des Schadens, den die Herzpatienten erlitten hatten, rückgängig gemacht werden konnte. Das Ergebnis war eine verbesserte Austreibungsfraktion, womit der Blutausstoß bei der Kontraktion des Herzmuskels bezeichnet wird. Wie bereits erwähnt, ist ein beschädigtes Herz nicht in der Lage, Blut effizient zu pumpen. Oft vergrößert sich der Herzmuskel wie ein ausgeleierter Ballon. Das Ziel einer Therapie ist es, die Pumpkapazität des Herzens zu verbessern, also die Grundfunktion des Organs wiederherzustellen, damit sich die Muskelwände fest zusammenziehen und das Blut effektiv im Körper verteilen können.

In der Intervalltrainingsgruppe verbesserte sich die Blutmenge, die das Herz fördern konnte, um 17 Prozent; in der Ausdauergruppe gab es keine Erhöhung. Wisløff und sein Team kamen somit zu dem Schluss, dass die intensive körperliche Aktivität, die in Intervallen durchgeführt wurde, in vielerlei Hinsicht deutlich effektiver dazu beitrug, den durch eine Herzinsuffizienz verursachten gesundheitlichen Schaden zu beheben, als Ausdauertraining.

Der Gedanke, dass man im Rahmen einer Herzrehabilitation Sport treiben sollte, ist heute gängige Praxis. Herzkliniken sind mittlerweile mit Fitnessräumen ausgestattet, und es gibt spezielle Trainingsleitfäden für Herzkranke. Den Patienten wird allerdings in der Regel ein kontinuierliches moderates Training verordnet – beispielsweise auf dem Fahrradergometer oder Laufband. Das Problem ist nur, dass sich viele Menschen nicht an diese Verordnung halten. Laut Maureen MacDonald betreiben nur 25 Prozent aller Herzpatienten eine Form von regelmäßigem Reha-Sport. Was noch besorgniserregender ist: Laut einer Veröffentlichung des Sports Leadership Council des American College of Cardiology von 2015 schließen nur sechs Prozent der Patienten ihr Fitnessprogramm überhaupt ab. Wer auf ein Reha-Programm verzichtet, gibt als Hauptgrund Zeitmangel an. Gibt es also eine bessere Alternative? Wie wäre es zum Beispiel mit einer zeitsparenderen Herzreha in Form von Intervallen?

MacDonald war die Hauptverantwortliche für eine Studie, die ein typisches auf Ausdauertraining basierendes Herzreha-Programm mit einem Intervallansatz verglich, der wesentlich weniger Zeit in Anspruch nahm. Die Studie wurde 2013 an Männern und Frauen zwischen 60 und 70 Jahren durchgeführt. Alle hatten Übergewicht, waren herzinsuffizient und hatten sich bereits eine Bypassoperation unterzogen bzw. einen Herzinfarkt erlitten. Die Ausdauergruppe trainierte zweimal wöchentlich bei moderater Intensität auf einem Fahrradergometer; zu Beginn der Studie dauerte das Workout 30 Minuten, am Ende fuhren sie 50 Minuten am Stück. Die Intervallgruppe stieg ebenfalls zweimal pro Woche auf das Fahrradergometer, absolvierte dabei allerdings ein Workout aus zehn Intervallen mit jeweils einer Minute Belastung bei hoher Intensität und einer Minute Erholung bei geringer Intensität. Am Ende des Programms dauerte das Intervalltraining inklusive Warm-up und Cool-down nur etwa halb so lang wie das Ausdauertraining. Trotzdem verzeichnete die Intervallgruppe ähnliche Verbesserungen, beispielsweise eine Steigerung der maximalen Sauerstoffaufnahme und vitalere Arterien.

Danach fragten die Wissenschaftler ihre Probanden, was sie von dem Intervalltraining hielten. »Sie bezeichneten es als richtig gutes Workout«, sagt MacDonald. »Sie sagten: Es war machbar. Anstrengend, aber machbar.«

MacDonald nannte daraufhin ein Argument, das Physiologen gern vorbringen und in den allermeisten Fällen die Verwendung von Intervalltraining in der Herzreha rechtfertigt. Wenn »Zeitmangel« die häufigste Ausrede von Herzpatienten ist, die keine Fitnessangebote wahrnehmen, dann könnten zeiteffiziente Konzepte wie hochintensives Intervalltraining Abhilfe schaffen und mehr Rekonvaleszenten dazu verhelfen, die Vorteile eines solchen Trainings zu nutzen.

Jeff Christle von der Stanford University sagte, dass er einem herzkranken Verwandten dazu raten würde, sich einer Form von kardiopulmonaler Funktionsdiagnostik zu unterziehen, um sicherzustellen, dass intensives Training für die betreffende Person gesundheitlich unbedenklich ist. Und dann »würde ich wollen, dass sie mit der höchsten Intensität trainiert, zu der sie imstande ist«.

Wie sicher sind Intervalle für genesende Herzpatienten? Ulrik Wisløff führte eine Multicenter-Studie durch zum potenziellen Risiko intensiver körperlicher Aktivität bei Herzpatienten, die sich in Rehabilitationsmaßnahmen befanden und daher als Hochrisikogruppe galten. Drei norwegische Zentren nahmen Patienten in Programme auf, die das anwendeten, was ich mittlerweile als »das Norwegische Protokoll« bezeichne. Sie gingen auf einem Laufband mit Steigung, und dabei war die Geschwindigkeit so eingestellt, dass eine bestimmte Herzfrequenzzone erreicht wurde. Im zehnminütigen Warm-up sollte die Herzfrequenz zum Beispiel auf 60 bis 70 Prozent der Spitzenherzfrequenz steigen. Das eigentliche Workout bestand aus vier Vier-Minuten-Intervallen, und das Ziel war es, in diesen Belastungsphasen die Herzfrequenz auf mindestens 85 und höchstens 95 Prozent der Spitzenherzfrequenz steigen zu lassen.

Die Studie lief von 2004 bis 2011, also über einen Zeitraum von sieben Jahren, und am Ende lagen dem Forscherteam Daten über 4846 Patienten mit einem Durchschnittsalter von 58 Jahren vor. Vor der Trainingsintervention wiesen die Studienteilnehmer eine Reihe von Herzproblemen auf, darunter Infarkte und Insuffizienz. Alle Patienten absolvierten sowohl ein hoch- als auch ein moderat-intensives Training, wobei HIIT etwa ein Drittel der Workouts ausmachte. Das moderat-intensive Training wurde auf demselben Laufband mit derselben Steigung ausgeführt, die auch im HIIT zum Einsatz kam, allerdings war die Geschwindigkeit so eingestellt, dass die Herzfrequenz nicht über 70 Prozent der Spitzenherzfrequenz stieg.

Bei wie vielen Patienten hatte das Training negative Auswirkungen auf das Herz? Im Laufe der sieben Jahre verzeichneten die Wissenschaftler 175 820 Workouts mit einer Dauer von jeweils etwa einer Stunde. Während oder unmittelbar nach moderaten Trainingseinheiten (129 456 Stunden) gab es einen einzigen Herzinfarkt mit Todesfolge. Während der 46 364 Stunden hochintensiven Intervalltrainings erlitten zwei Patienten nicht-tödliche Herzinfarkte. Die Studie zog daher die Schlussfolgerung, dass das Risiko für einen kardiovaskulären Vorfall nach hoch- oder moderat-intensivem Training in kontrolliertem Umfeld einer Herzrehabilitation gering ist.

INTERVALLTRAINING GEGEN DIABETES

Je inaktiver man ist, umso höher ist das Risiko für Übergewicht und umso mehr gerät der Blutzucker außer Kontrolle. Die mangelnde körperliche Aktivität und die zusätzlichen Pfunde können früher oder später dazu führen, dass der Körper eine Insulinresistenz entwickelt – eine Vorstufe von Diabetes, die in einer Diabeteserkrankung münden kann, sofern nicht gegengesteuert wird.

Diabetes beeinträchtigt die Lebensqualität enorm. Der Patient leidet an schlechter Wundheilung, Erschöpfungszuständen, ständigem Durst, häufigem Wasserlassen, kribbelnden Gliedmaßen und nachlassender Sehstärke. Diabetiker können im Extremfall sogar erblinden oder einen Arm oder ein Bein verlieren. Typ-2-Diabetiker haben außerdem ein 50 Prozent erhöhtes Risiko, einen Schlaganfall zu erleiden; aber auch viele andere Krankheiten werden dadurch begünstigt. Abgesehen davon kann die Behandlung von Diabetes problematisch sein. Es gibt zwar Medikamente, die den Blutzuckerspiegel senken, aber Nebenwirkungen haben. Unter Umständen müssen sich Diabetiker regelmäßig Insulin spritzen.

Vor allem in den Vereinigten Staaten ist das ein großes Problem. Geschätzte 60 bis 75 Millionen Amerikaner sind insulinresistent und beinahe 30 Millionen US-Bürger haben Diabetes, davon sind 90 bis 95 Prozent Typ-2-Diabetiker. Die meisten dieser Krankheitsfälle sind auf ungesunde Lebensgewohnheiten zurückzuführen, allen voran körperliche Inaktivität und schlechte Ernährung.

Zwei hervorragende Methoden, mit denen sich die Insulinresistenz senken und die Auswirkungen von Typ-2-Diabetes lindern lassen, sind mehr Bewegung und Gewichtsreduktion. Die American Diabetes Association empfiehlt

Diabetikern zurzeit, mindestens 150 Minuten wöchentlich bei moderater Intensität zu trainieren.

Der Haken ist auch hier wieder, dass viele Menschen das Gefühl haben, sie hätten dafür keine Zeit. Haben wir einen Anhaltspunkt dafür, dass es vielleicht einen anderen Weg geben könnte? Eine zeitsparendere Methode, den Blutzuckerspiegel zu senken?

Ja – und Sie ahnen sicher, was es ist.

2010 führte mein Labor eine Studie über die Wirkungen von Intervalltraining auf Typ-2-Diabetiker durch. Ihr Hauptproblem besteht darin, dass ihre Muskeln den Zucker aus dem Blut nicht mehr richtig aufnehmen können. Wir wussten, dass Intervalltraining ein besonders wirksames Mittel ist, um die Zuckeraufnahme in die Muskelzellen schnell zu verbessern. »Wir dachten nur, wenn ihre Muskeln nicht gut Glukose aufnehmen können«, erinnert sich mein damaliger Mitarbeiter Jon Little, mittlerweile Professor für Kinesiologie am Okanagan Campus der University of British Columbia, »dann würden wir durch Intervalltraining vielleicht mehr Muskelfasern aktivieren können, ihre Kohlenhydratspeicher zu leeren und dann mehr Glukose aus dem Blut zu ziehen.«

Unsere ursprüngliche Studie über Typ-2-Diabetes war klein: Sie bestand aus acht Probanden. Sie waren im Durchschnitt 63 Jahre alt und hatten einen durchschnittlichen Body-Mass-Index (BMI) von 32, d. h., sie waren alle adipös. Wir baten sie darum, zwei Wochen lang ein modifiziertes Intervallprotokoll zu befolgen, das wir entwickelt hatten, um inaktiven Personen die Trainingsvorteile leichter erreichbar und weniger bedrohlich zu machen. Unser Protokoll ähnelte Katharina Meyers Programm für Herzpatienten, d. h., es bestand aus intensiven (aber submaximalen) einminütigen Anstrengungen. Unsere Probanden absolvierten insgesamt zehn Wiederholungen auf dem Fahrradergometer, zwischen denen jeweils eine Minute Erholung lag. Das Workout dauerte ohne Warm-up und Cool-down 20 Minuten, wir nannten das Protokoll später »10 mit 1«. Wie hoch war die Intensität? Im Durchschnitt entsprach der Widerstand des Fahrradergometers in den Intervallen 85 Prozent der maximalen Herzfrequenz, die für jede Testperson individuell ermittelt wurde. Am Ende der Workouts schwitzten sie und waren außer Atem – fanden die Aktivität aber nicht unerträglich. Auf einer Skala von 1 bis 10 – wobei 10 *all-out* entspricht – schätzten die Probanden im Durchschnitt das erste Intervall als 5 und das letzte Intervall als 8 ein. Wir ließen sie dieses Protokoll über einen Zeitraum von zwei Wochen sechsmal durchführen. Dann verglichen wir ihre Blutzuckerspiegel mit den Werten vor der Intervention, um zu prüfen, ob die Workouts etwas verändert hatten.

Das Programm war kurz, es bestand aus nur sechs Workouts in 14 Tagen. Während des gesamten Experiments absolvierten die Probanden gerade einmal eine Stunde intensives Training. Obwohl die Trainingsdosis gering war, stellte sich die Frage, ob die älteren Diabetiker überhaupt in der Lage waren, den Trainingsplan auszuführen. Oder würden die Experimente möglicherweise scheitern?

Zuerst einmal war die ursprüngliche Sorge, dass das Training unsere Probanden überfordern würde, völlig unbegründet. Sie waren echte Kämpfernaturen. Viele Leute haben falsche Vorstellungen von Menschen, die adipös und inaktiv sind. Wenn es um die Untersuchung der Wirkungen von Intervalltraining auf Typ-2-Diabetiker geht, hat Jon Little mehr Erfahrung als so ziemlich jeder andere Mensch auf diesem Planeten. Im Rahmen seiner Untersuchungen hat er einige Dinge festgestellt. Erstens war er von der Leistungsbereitschaft der Testpersonen beeindruckt. Zweitens hat er festgestellt, dass vielen adipösen und inaktiven Menschen das 10-mit-1-Protokoll leichter fällt als 30 Minuten (oder noch längeres) zügiges Gehen. Vermutlich, weil es ihnen nicht sonderlich schwerfiel, auf 85 bis 90 Prozent der maximalen Herzfrequenz zu kommen.

2010 lief es folgendermaßen ab: Sobald unsere Pobanden das zweiwöchige Training absolviert hatten, setzten wir ihnen einen kleinen Sensor ins Unterhautfettgewebe des Bauches ein. Dieser kontrollierte im Laufe des Tages den Glukosespiegel und nahm in Fünf-Minuten-Abständen eine Messung vor. So konnten wir sehen, wie gut die Probanden ihren Blutzucker über einen Zeitraum von 24 Stunden regulieren konnten, also auch wenn sie standardisierte Mahlzeiten zu sich nahmen.

Little war der Forscher, der die Analyse der ersten Testperson vornahm. Er war im Labor, betrachtete auf dem Monitor den Kurvenverlauf und war angesichts der Anzeige so euphorisch, dass er die Treppen hinauf und geradewegs in mein Büro rannte. »Du wirst es nicht glauben!«, rief er. »Schau mal, wie sich ihre Blutwerte nach nur zwei Wochen Training verbessert haben!«

Die Ergebnisse waren deutlich besser als erhofft. Es stellte sich heraus, dass diese eine Stunde Training erstaunliche Wirkungen zeigte. Die Glukosekonzentration im Blut sank durchschnittlich um 13 Prozent.

Über einen längeren Zeitraum könnte diese Abnahme die Fähigkeit des Körpers verbessern, den Blutzucker so weit zu regulieren, dass einsetzender Typ-2-Diabetes sogar abgewendet werden könnte.

So erstaunlich waren die Ergebnisse.

Bis Typ-2-Diabetes ausbricht, vergeht üblicherweise viel Zeit – zwischen zehn und 15 Jahre kontinuierlich hoher Insulinresistenz oder Prädiabetes, also über ein Jahrzehnt körperliche Inaktivität und schlechte Ernährung.

Viele Menschen schreckt die Aussicht auf 150 Minuten moderat-intensives Fitnesstraining pro Woche ab. Und das gilt vor allem für all jene, die sich so wenig bewegen, dass sie bereits eine Insulinresistenz entwickelt haben. Sie wissen zwar, dass sie sich mehr bewegen sollten, und wollen es vielleicht auch, können sich aber einfach nicht dazu durchringen. Stattdessen beschließen sie, ihren Diabetes medikamentös zu behandeln und sich im Extremfall Insulin zu spritzen.

Unsere Studie von 2011, zu der seither noch weitere dazugekommen sind, hat gezeigt, dass hochintensives Intervalltraining Diabetikern hilft, ihren Blutzucker zu regulieren und die Symptome von Insulinresistenz und Typ-2-Diabetes zu verringern. Das könnte bereits ausreichen, um einige Menschen zu einer Kurskorrektur zu bewegen, ohne die sie geradewegs auf einen veritablen Diabetes zusteuern.

»Wenn man versucht, die Ursachen [für Diabetes] zu identifizieren, könnten 70 Prozent aller Diabetesfälle in den Vereinigten Staaten durch Veränderungen der Lebensgewohnheiten verhindert werden«, sagt Little. »Es ist eigentlich nicht schwer; man sollte nur möglichst unverarbeitete Lebensmittel zu sich nehmen und sich ausreichend bewegen.«

WIE LASSEN SICH INTERVALLE MIT DEN EMPFEHLUNGEN VEREINBAREN?

Wie kam die Empfehlung überhaupt zustande, man solle 150 Minuten pro Woche bei moderater Intensität trainieren, um gesund zu werden bzw. zu bleiben? Tatsache ist, dass eine kontinuierliche, moderat-intensive Aktivität – langes Gehen, Joggen, Schwimmen, Radfahren usw. – vor allem deshalb im Mittelpunkt der Nationalen Empfehlungen für Gesundheit steht, weil diese Art von körperlicher Aktivität in der Fachliteratur bisher am ausführlichsten untersucht wurde. Diese Forschung setzt sich überwiegend aus epidemiologischen Studien zusammen, bei denen große Personengruppen über einen längeren Zeitraum hinweg beobachtet werden. Bisher haben keine randomisierten klinischen Studien direkt getestet, ob körperliche Aktivität lebensverlängernd wirkt oder Herzkrankheiten vorbeugt. Es liegen wirklich gute Daten vor, die belegen, dass das Risiko für die allgemeine Sterblichkeit, Typ-2-Diabetes, Herzinsuffizienz und einige Krebsarten sinkt, wenn man viel langes, langsames *Steady-State*-Training absolviert.

Über die Vorteile von Intervalltraining liegen wesentlich weniger Daten vor. Man sollte Intervalltraining als neuartiges Heilmittel betrachten – seine starke und sofortige Wirkung steht der von Medikamenten in nichts nach. Diese müssen einen langen mehrstufigen Prozess durchlaufen, bevor die staatlichen Aufsichtsbehörden Grundlagenforschung, Tierexperimente und schließlich kleine Versuchsreihen an Menschen genehmigen und schließlich zeitaufwendige, randomisierte klinische Studien zulassen.

Dutzende solcher Studien haben ergeben, dass moderat-intensives, kontinuierliches Training die Gesundheit von Menschen langfristig verbessert. Intervalltraining ist so neuartig, dass es sich immer noch in der frühen Testphase befindet. Ulrik Wisløff ist einer der Hauptautoren der ersten randomisierten und kontrollierten klinischen Studie über hochintensives Intervalltraining und die Gesundheit von Menschen. Die Generation-100-Studie begann 2012 in Trondheim, Norwegen, und soll im Juni 2018 enden. Über 1500 Testpersonen werden während fünf Jahren an Trainingsinterventionen teilgenommen haben.

Die promovierte Ärztin und Geisteswissenschaftlerin I-Min Lee ist Professorin für Epidemiologie in Harvard und untersucht die Gesundheit auf Bevölkerungsebene. Sie befasst sich vor allem mit der Frage, wie Training die Gesundheit verschiedener Populationen beeinflusst, und hat an der Ausarbeitung der Nationalen Empfehlungen für Gesundheit für das US-Gesundheitsministerium mitgewirkt.

Sie sagt, dass die Generation-100-Studie die Art von Beweis ist, die die Gesundheitsbehörden sehen wollen, bevor sie sich zu hochintensivem Intervall- und Sprintintervalltraining äußern und dieses befürworten.

Lee glaubt, dass die Nationalen Empfehlungen für Gesundheit solide und allgemein genug gehalten sind, um Intervalltraining einzuschließen. (Ich gehe in den Kapiteln 6 und 7 noch eingehender auf konkrete Beispiele für Workouts ein.) »Die Nationalen Empfehlungen für Gesundheit erwähnen diese Protokolle nicht ausdrücklich, aber Sprintintervall- und hochintensives Intervalltraining fallen beide unter den Überbegriff »energisches Training« ... Anwender sollten [diese Nationalen Empfehlungen] so ausgestalten, wie sie es für richtig halten.«

Wenn HIIT also mit den staatlichen Empfehlungen konform geht, wie viel sollte man dann pro Woche trainieren? Das American College of Sports Medicine empfiehlt 150 Minuten moderate Aktivität oder 75 Minuten energisches Training. Stellen wir uns vor, dass es sich bei dem Intervallworkout um das 10-mit-1-Protokoll handelt, das in den zuvor erwähnten Studien an Herzpatienten und Diabetikern angewendet wurde. Das Protokoll besteht aus zehn intensiven einminütigen Belastungen und dauert inklusive Warm-up, Cooldown und Erholungsphasen 25 Minuten. Wie will man ein solches Programm an die Nationalen Empfehlungen für Gesundheit anpassen – zählt man nur die zehn Minuten Belastung? Oder das gesamte Workout, das über 25 Minuten geht – rechnet man also die Erholungsphasen ein?

Lee ist der Meinung, dass sich hochintensives Intervalltraining der Kategorie »energisches« Training zuordnen lässt. Die Frage, ob man nur die Dauer der Sprints oder das gesamte Workout zählt, beantwortet Lee, indem sie andere Aktivitäten nennt, die ebenfalls als energisch gelten, etwa Tennis, Basketball und Eishockey. In diesen Fällen gilt den Nationalen Empfehlungen für Gesundheit zufolge die gesamte Trainingsdauer – auch wenn es in diesen

Sportarten oft Spielunterbrechungen gibt, wie die Pause vor dem Tennisaufschlag oder die kurze Zeit, in der Basketballspieler ihren Teamkollegen bei der Ausführung von Freiwürfen zusehen.

Lee sagt, dass man analog dazu bei hochintensivem Intervalltraining das gesamte Workout gelten lassen sollte. Wenn das 10-mit-1-Workout also von Anfang bis Ende 25 Minuten dauert, müsste man dieser Logik zufolge drei Workouts pro Woche absolvieren, um die Vorgaben der Nationalen Empfehlungen für Gesundheit zu erfüllen. Man zählt also nicht einfach nur die reine Sprintzeit. Die Erholungsphasen gehören dazu.

Ganz gleich, ob wir darüber reden, beim Spazierengehen das Tempo zu variieren oder kurze *All-out*-Sprints zu machen – ich hoffe, ich konnte Sie davon überzeugen, dass die Intervallmethode vielfältig ist und es sicher auch eine Variante gibt, die zu Ihnen und Ihren Bedürfnissen passt.

5

HOCHINTENSIVE BEANSPRUCHUNG

Es ist Samstagmittag in einem Fitnessclub in Midtown Manhattan. Die Klienten stellen sich in zwei Reihen auf und legen auf das Kommando ihres Trainers los. Sie machen verschiedene funktionelle Übungen und krabbeln, kriechen, springen und rennen über die Fläche – in rasantem Tempo. Hin und wieder gibt der Trainer die Anweisung, einen Satz Burpees, Liegestütze, Crunches und Kniebeugen zu machen. Die Klienten machen nach der ersten Runde eine kurze Pause und sind bereits kurzatmig. Nach der dritten Runde sind ihre T-Shirts pitschnass. Alle Personen machen einen grundsätzlich fitten Eindruck, aber das Workout ist so hart, dass selbst die Besten unter ihnen an ihre Grenzen stoßen.

Das Tone House Gym ist stadtbekannt für die härtesten Workouts, die auf dem Intervallprinzip beruhen. Das ist hervorragend – sofern man fit genug dafür ist. Der Ruf, der diesem Trainingskonzept vorauseilt, ist daher mit einem großen Nachteil verbunden: Er schreckt viele potenzielle Interessenten ab, die entsprechend nicht von seinen Vorteilen profitieren können.

Bei dem Schlagwort »Intervalltraining« stellen sich viele Laien keuchende Footballspieler bei *All-out*-Sprints oder Vorzeigeathleten vor, die wie aufgezogen einen Kastensprung nach dem anderen machen. Sie fühlen sich diesen Zielgruppen nicht zugehörig. Ich kann das gut verstehen. Wenn ich nichts über diese Trainingsmethode wüsste, würde ich vermutlich dieselben Bedenken haben. Aber das Stereotyp ist falsch.

Tatsache ist, dass es verschiedene Formen von Intervalltraining gibt. Natürlich kann es sehr intensiv sein. Aber das muss nicht sein. Senioren und Herzkranke können eine leichtere Variante anwenden, Leistungssportler eine anspruchsvollere. Sofern man sich an das Grundkonzept hält und die Trainingsintensität variiert, um seine Workouts effektiv zu gestalten, kann man für alle Altersklassen und körperlichen Voraussetzungen geeignete Programme entwickeln.

In der Fitnessbranche wird Ihnen jeder sagen, dass Anfänger vor allem Angst vor dem körperlichen Unbehagen haben, das das Training verursacht. Sie hören oft, dass Läufer vom »Runner's High« schwärmen und dass man sich nach dem Sport sagenhaft gut fühlt. Dann probieren sie es selbst aus und haben das Gefühl, dass das alles gar nicht stimmt. Die Workouts machen überhaupt keinen Spaß und man fühlt sich keinen Deut besser. Das Training ist anstrengend und alles andere als ein Vergnügen. Das stimmt – jedenfalls am Anfang.

Diese Phase ist aber nur von kurzer Dauer, und wenn man sich an die Techniken des Intervalltrainings hält, vergeht sie sogar noch schneller. Dies belegte eine Studie, an der zwei ehemalige Studenten unseres Programms beteiligt waren, die Psychologin Mary Jung und der (aus dem vorigen Kapitel bereits bekannte) Physiologe Jon Little. Die Studie wurde unter der Leitung von Forschern der Queen's University in Kingston, Ontario, durchgeführt und 2012 veröffentlicht. Sie war so konzipiert, dass junge Frauen einen Monat lang vier Tage pro Woche ein kurzes Fitnessprotokoll absolvieren mussten. Sie erhielten ein Programm, das sich an dem von Izumi Tabata entwickelten Konzept orientierte, d. h., das Workout dauerte vier Minuten und bestand aus acht Intervallen à 20 Sekunden Belastung und zehn Sekunden Erholung. In der Belastungsphase mussten die Frauen eine der folgenden Körpergewichtsübungen machen: Burpees, Jumping Jacks, Mountain Climbers (Bergsteiger) oder Squat Thrusts. Ihr Workout ähnelte dem Zirkeltraining, das im Tone House angeboten wurde – es war nur deutlich kürzer. Der wöchentliche Zeitaufwand betrug insgesamt 16 Minuten. Die Frauen verbesserten ihre kardiovaskuläre Fitness im selben Ausmaß wie die Kontrollgruppe, die zwei Stunden pro Woche bei moderater Intensität Fahrrad fuhr. Die Intervallgruppe wurde außerdem stärker und verbesserte ihre Leistung in Krafttests wie Liegestützen oder Beinstrecken – ein weiterer gesundheitlicher Vorteil, der in der anderen Gruppe nicht feststellbar war.

Was aber vielleicht noch wichtiger ist: Nachdem die Frauen die erstaunlichen Vorteile des Intervalltrainings kennengelernt hatten, fanden sie das Training besser als erwartet. In Fragebögen gaben sie an, dass sie es für sehr wahrscheinlich hielten, die intervallbasierten Workouts in Zukunft fortzusetzen.

Die Ergebnisse dieser Studie veranschaulichen, dass die erste schmerzhafte Trainingsphase nur von kurzer Dauer ist. Unter Anwendung der Techniken des Intervalltrainings hält sie maximal wenige Wochen an. Intervalltraining verkürzt die von Anfängern oft als unangenehm wahrgenommene Startphase enorm. Weil sie schneller in Form kommen und Ergebnisse bemerken, finden sie an der sportlichen Betätigung früher Gefallen.

Und wir reden hier nicht einmal von der intensivsten Variante des Intervalltrainings. Solange sich unterschiedlich intensive Phasen abwechseln, ist so ziemlich jede Variante effektiver und schneller wirksam als ein ähnlich langes

Steady-State-Workout. Sie gehen gern spazieren und ändern dabei regelmäßig das Tempo? Auch das ist Intervalltraining – es umfasst also viel mehr als Spinningeinheiten und Zirkeltraining, wie sie im Tone House in New York angeboten werden.

WAS AM TRAINING MERKWÜRDIG UND WUNDERBAR ZUGLEICH IST

Wie viele andere Forscher, die Fitness unter wissenschaftlichen Gesichtspunkten erforscht haben, schreibe ich einer regelmäßigen sportlichen Betätigung beinahe magische Qualitäten zu. Wir geben Milliarden für neue Pillen und Pülverchen zur Verbesserung der Fitness aus. Die meisten dieser Pillen wirken sich aber nur auf einen gesundheitlichen Aspekt aus und viele Präparate haben zudem unerwünschte Nebenwirkungen. In der Zwischenzeit fristet die wirksamste Intervention überhaupt – sportliche Betätigung – weitgehend ein Schattendasein. Ich erwähnte bereits, dass sich nur 15 bis 20 Prozent der Bevölkerung in den USA, Kanada und Großbritannien an die Nationalen Empfehlungen für Gesundheit halten und 150 Minuten in der Woche eine Form von moderat-intensivem Sport treiben.

Das heißt, dass die restlichen 80 bis 85 Prozent der Bevölkerung unter diesem Soll liegen, obwohl es sich in vielerlei Hinsicht positiv auf das körperliche und seelische Wohlbefinden auswirkt und unter anderem zu einer höheren Lebenserwartung beiträgt. Bewegung ist das beste Mittel, um den Alterungsprozess zu verzögern und lange vital zu bleiben. Wollen Sie auch mit 90 Jahren noch aktiv sein? Dann trainieren Sie vorher regelmäßig. Obwohl das eigentlich jeder weiß, können sich nur so wenige dazu überwinden!

Das ist ein Problem. Laut eines Artikels des britischen Physiologen Ross Pollock et al., der 2015 im *Journal of Physiology* erschien, hat sich die Lebenserwartung in den Industrieländern in den letzten zwei Jahrhunderten verdoppelt, aber die »Gesundheitserwartung« bzw. die Jahre, die wir aktiv und gesund verbringen, konnte nicht Schritt halten. Die Konsequenz? »Man verbringt in hohem Alter mehr Jahre in einer schlechten gesundheitlichen Verfassung mit diversen körperlichen Einschränkungen«, schrieben Pollock und seine Co-Autoren.

Alan Batterham ist Trainingswissenschaftler an der Teesside University in Middlesbrough, England. Er sagt, dass moderne Menschen ein höchst merkwürdiges Verhältnis zu körperlicher Aktivität haben. Wir haben das große Glück, dass die meisten Dinge, die gut für uns sind, fest in unsere kleinen grauen Zellen programmiert sind. Wenn wir zum Beispiel Wasser benötigen, sendet der Körper dem Gehirn ein Durstsignal, und wir trinken etwas. Aber ein entsprechender biologischer Mechanismus scheint für Bewegung – die vielleicht einzige Aktivität, die für eine optimale Gesundheit erforderlich ist – nicht zu existieren. »Es gibt anscheinend keinen angeborenen Trieb, körperlich aktiv zu sein«, beobachtete Batterham in diesem Zusammenhang.

Das liegt vermutlich daran, dass wir uns in vergangenen Zeiten ohnehin bewegen mussten, um zu überleben. Wie der Paläoanthropologe Daniel E. Lieberman von der Harvard University in einer Veröffentlichung 2015 hervorhebt, entwickelten Menschen vielmehr den Drang, körperliche Aktivität zu meiden – um möglichst viel Energie zu sparen. Das liegt laut Lieberman daran, dass in der Steinzeit Nahrung bzw. die Energie, die wir daraus gewinnen konnten, ein knappes Gut war. Jäger mussten mit den verfügbaren Kalorien haushalten, weil sie für die Pirsch und das Erlegen von Wild nötig waren. Sammler brauchten die Kalorien, um auf Wanderschaft zu gehen und nach Wurzeln, Beeren und anderem Essbarem zu suchen.

Heute sieht die Sache ganz anders aus. Dank der industriellen Revolution, Urbanisierung, Entwicklung des motorisierten Transports und der Computertechnik sind die meisten Menschen in Industrienationen in der Lage, auch ohne große körperliche Anstrengung an Unmengen von Nahrung zu kommen. Oft genügt es schon, vom Sofa aufzustehen und in die Küche zu gehen. Jetzt hat die ursprünglich biologisch begründete Notwendigkeit nach Ruhe und Erholung ein Bewegungsparadoxon geschaffen. »Menschen neigen dazu, körperliche Aktivität zu meiden, obwohl sie viele Vorteile bietet«, sagt Lieberman. Wir wissen zwar, dass wir fitter und auch glücklicher wären, wenn wir uns mehr bewegen würden. Aber viele führen ein so hektisches Leben, dass sie das Gefühl haben, schlicht keine Zeit dafür zu haben.

DIE FACHWELT IST GESPALTEN

Physiologen sprechen sich tendenziell für Intervalltraining aus und befürworten dieses. Aber der Diskurs unter Psychologen verläuft wesentlich kontroverser. Eine kritische Haltung gegenüber diesem Ansatz spiegelt sich beispielsweise in der Arbeit der Psychologin Sarah Hardcastle wider, die an der Curtin University in Perth, Australien, tätig ist und sich im Rahmen ihrer Forschung mit dem Thema Training befasst.

In einem Artikel, der 2014 in der Fachzeitschrift *Frontiers of Psychology* erschien, brachte sie das Argument vor, dass Sprintintervalltraining (SIT) als zeitsparendste und intensivste Variante von HIIT für die meisten Menschen zu anstrengend sei. »Befürworter des SIT haben sich fast ausschließlich mit den physiologischen Anpassungen befasst«, merken Hardcastle und ihre Mitautoren an. Dann werfen sie die Frage auf, ob eine überwiegend inaktive, sitzende Population »körperlich in der Lage und ausreichend motiviert ist, um eine Form von hochintensiver Aktivität auszuüben und regelmäßig zu betreiben.« Sprintintervalltraining, so Hardcastle, »wird wahrscheinlich als zu anstrengend empfunden und kann dadurch ein Gefühl der Unzulänglichkeit, ein verringertes Selbstbewusstsein und die Angst vor dem Scheitern hervorrufen.« Der Titel des Artikels? »Warum Sprintintervalltraining für eine überwiegende inaktive Population ungeeignet ist.«

Intervalltraining ist laut Hardcastle zweifellos eine effektive Methode, aber für die meisten Menschen definitiv zu anstrengend – in körperlicher *und* psychologischer Hinsicht. Sie verfolgt diesen Gedanken weiter und schlussfolgert, dass »hochintensive Aktivitäten voraussichtlich einen negativen Affekt auslösen und dadurch eine Aversion gegen Sport herbeiführen können«. Mit anderen Worten: Inaktive Menschen empfinden Sprintworkouts als so unangenehm, dass die intensive körperliche Anstrengung sie sogar in Zukunft davon abhalten wird, andere Formen von sportlicher Betätigung zu versuchen. Sprintintervalltraining wirke also abschreckend und könne die Freude an Bewegung nachhaltig trüben.

Hardcastles Argumentation ist nachvollziehbar. Mehrere renommierte Trainingspsychologen sind davon überzeugt, dass hochintensives Intervalltraining ungeeignet ist, um die öffentliche Gesundheit zu beeinflussen. Sie glauben einfach nicht, dass sich die Menschen dazu überwinden könnten. In den USA herrscht allgemein die Auffassung, dass die meisten Leute lieber lange bei niedriger Intensität trainieren als kurz bei höherer Intensität.

»Die inaktive Lebensweise ist ein großes Problem, vor allem in den USA, und deshalb scheinen die Experten beinahe Angst zu haben, Intervalltraining vorzuschlagen«, sagt Jeff Christle von der Stanford University. »In der Fitnessbranche weltweit hat man den Trend aufgegriffen, der in den USA aber eher abschreckend wirkt. Hier zählt der Gedanke: Hauptsache, wir bringen die Leute überhaupt dazu, sich zu bewegen. Warum sollte man die Sache unnötig kompliziert machen?«

Im Juni 2015 kam die Debatte bei einer Tagung der International Society for Behavioral Nutrition and Physical Activity auf, die in jenem Jahr in Edinburgh, Schottland, stattfand. Vor einem Publikum von etwa 400 Personen warf im Pentland Auditorium des internationalen Kongresszentrums der Psychologe Stuart Biddle von der australischen Victoria University ein, dass die Wirkung von Intervalltraining »im Großen und Ganzen sinnlos« sei, weil sich nur wenige Menschen überhaupt dazu überwinden könnten. Das Problem ist nicht, dass die Menschen nicht genug Zeit fürs Training hätten, so Biddle. Es ist ihnen einfach nicht wichtig genug. Um die Leute zu motivieren, ihrer körperlichen Ertüchtigung mehr Bedeutung zu geben, sagte Biddle laut einer Mitschrift der Diskussion, »müssen wir sie dazu bringen, Training mit etwas Positivem in Verbindung zu bringen. Es schwerer und leidvoller zu machen« – und das wäre seiner Meinung nach bei Intervalltraining der Fall – »trägt eher nicht dazu bei.«

Es zeigt sich jedoch immer häufiger, dass viele Menschen dem Intervalltraining mehr abgewinnen können als herkömmlichen Ansätzen.

EIN KURZER AUSFLUG IN DIE TRAININGS-PSYCHOLOGIE

Ich praktiziere nun schon seit zehn Jahren Intervalltraining und bin seit dem ersten Tag davon überzeugt. Als ich zum ersten Mal von den Einwänden der Psychologen erfuhr, musste ich daher den Kopf schütteln. Für mich sind Intervalle nicht mit kontinuierlichem, energischem Training vergleichbar. Ja, es ist schwer, über eine längere Dauer in einem hohen, als anstrengend empfundenen Tempo zu trainieren. Aber Intervalle sind anders. Bevor es wirklich zu hart wird, steht schon wieder eine Erholungsphase an, die die geforderte Leistung erträglich erscheinen lässt. In Intervallworkouts muss man immer auf die Uhr schauen und gleich wieder loslegen – so hat man den Eindruck, dass die Zeit schneller vergeht.

Ich kann die Einwände von Wissenschaftlern wie Hardcastle und Biddle aber nicht nur mit meiner eigenen Wahrnehmung widerlegen. Also befasste ich mich intensiver mit der Psychologie des Intervalltrainings. Eine der interessantesten Studien, die ich hierzu fand, wurde von einem Team der John Moores University in Liverpool, England, durchgeführt. Eine Studie von 2011 befasste sich mit der Frage, ob männliche Freizeitsportler Intervall- oder Ausdauertraining bevorzugten. Das Schöne an dieser Studie ist, dass die Forscher versuchten, beide Protokolle möglichst anzugleichen – d. h., dass die durchschnittliche Trainingsdauer, Intensität und zurückgelegte Distanz gleich waren. Als Ausdauertraining mussten die Probanden 50 Minuten bei 70 Prozent ihrer maximalen Herzfrequenz laufen – ein gutes, moderates Tempo. Als Intervalltraining mussten sie insgesamt sechs 3-Minuten-Sprints bei 90 Prozent der maximalen Herzfrequenz absolvieren, zwischen denen eine Erholungsphase von jeweils drei Minuten lag. Die Workouts glichen sich auch hinsichtlich der durchschnittlichen Herzfrequenz.

Danach wurden die Männer darum gebeten, unter Verwendung der sogenannten *Physical Activity Enjoyment Scale* zu beurteilen, welches Workout ihnen mehr Spaß macht und wie sehr sie sich in beiden Fällen verausgabt hatten. Die Männer fanden zwar, dass das Intervallworkout anstrengender war, trotzdem bewerteten sie die Intervalle als wesentlich angenehmer als die kontinuierlichen Laufeinheiten. Die durchschnittliche Wertung der Intervallworkouts betrug 88 Punkte, während das kontinuierliche Training mit 61 Punkten abschnitt. Diese Studie belegte somit, dass die verbreitete Annahme – höhere Verausgabung = weniger Spaß und geringere Wahrscheinlichkeit, das Training dauerhaft fortzusetzen – auf Intervalltraining nicht zutrifft.

Die Kritiker bemängelten, dass die Probanden bei dieser Studie erst mehrere Minuten nach dem Ende des Trainings dazu aufgefordert wurden, ihre Bewertung abzugeben. Um herauszufinden, ob jemand sein Training auch nach dem Ende der Studie freiwillig fortsetzt, muss man ihn während des Trainings fragen, wie er sich fühlt. Der andere Haken an der englischen Studie war, so die Kritiker, dass es sich bei den Probanden um fitte junge Männer handelte, die ein regelmäßiges Training vielleicht schon gewohnt waren und es daher von vornherein als weniger unangenehm empfanden.

DER ANSATZ EINER PSYCHOLOGIN

Als Trainingspsychologin war Mary Jung in vielerlei Hinsicht perfekt geeignet, sich dem Problem der Beliebtheit des Intervalltrainings zu widmen. Ich lernte Jung kennen, als sie an der McMaster University ihren Abschluss in Kinesiologie machte. Damals arbeitete sie im Labor neben mir und untersuchte, wie man Abnehmwillige am besten dazu motiviert, sich an ihren Ernährungsplan zu halten. Jung erinnert sich, dass sie trotz der massiven Stahltüren und Betonmauern hören konnte, wie wir unsere Probanden anfeuerten, als wir an einer Studie zu *All-out*-Sprints arbeiteten.

Deshalb kam sie herüber. Sie sah einer Testperson zu, die auf einem Fahrradergometer so fest in die Pedale trat, wie sie konnte, während sie von meinen Mitarbeitern umringt wurde und laute Musik aus den Lautsprechern dröhnte. Jung wusste nicht genau, was wir da taten, erzählte sie später, wollte aber mitmachen. Später untersuchte sie in meinem wie in der Folge auch in anderen Laboren das Intervalltraining unter psychologischen Gesichtspunkten. Ihre

Arbeit beschreibt, wie viel Spaß den Probanden HIIT bereitet und ob sie diese Methode langfristig fortsetzen würden.

Jung interessierte sich schon lange vor ihrer Zeit an der Universität für Trainingspsychologie. In der Highschool fing sie an, Fitnesskurse zu halten, und betreute 16 Jahre lang Spinning-, Aerobic- und Steppkurse sowie Bootcamp- und Kickbox-Workouts. Sie war außerdem zehn Jahre als Personal Trainerin tätig und hat dazu noch in Trainingspsychologie promoviert. Sie leitet zurzeit das Psychologielabor für Gesundheit und Sport am Okanagan Campus der University of British Columbia, an dem sie die Schnittstelle zwischen Sport und Psychologie erforscht. Sie untersucht zum Beispiel, wie es kommt, dass manche Menschen gute Trainingsgewohnheiten entwickeln, während andere bereits widerwillig zwei Straßen weiter zum Supermarkt gehen. Warum halten sich manche Leute akribisch an ihre Trainingspläne, während andere nie länger als ein oder zwei Wochen konsequent bleiben können?

2013 geriet Jung an Kritiker, die die Meinung vertraten, die verschiedenen Formen von Intervalltraining seien zu schwer durchführbar. Dieser Einwand frustrierte sie, denn sie hatte mit eigenen Augen gesehen, dass die Vielseitigkeit und Wirksamkeit hochintensiven Intervalltrainings bei sehr vielen Leuten durchaus großen Anklang fand. Jung wusste nicht nur, dass andere gern nach der HIIT-Methode trainierten; sie hatte auch selbst Gefallen daran gefunden. »Mir gefällt, wie schnell es Ergebnisse liefert«, sagt sie. »Und ich sehe auch, wie andere darauf ansprechen. Mit HIIT fallen ihnen die trainingsbedingten Veränderungen deutlich schneller und früher auf, und das motiviert natürlich.«

Jung teilte meine Hoffnung, dass mehr Intervalltraining einen positiven Einfluss auf die Volksgesundheit ausüben würde. Auch sie sieht diesen Ansatz als gute Chance, mehr Menschen die Vorteile von Fitnesstraining nahezubringen – weil es so kurz ist und somit das Argument des Zeitaufwands entkräftet. Und sie hat selbst miterlebt, wie stolz und zufrieden die Teilnehmer sind, wenn sie ein besonders anstrengendes Intervalltraining erfolgreich abschließen konnten.

Jung ist davon überzeugt, dass sich Intervalltraining für gesunde, aber inaktive Menschen, die gerade erst mit einem regelmäßigen Training anfangen, gut eignet. »Was jemand, der seit Jahren nicht trainiert hat, für hochintensiv hält, unterscheidet sich natürlich drastisch von den *All-out*-Übungen, die Athleten machen und beispielsweise in Bootcamp-Kursen praktiziert werden.« Wenn man völlig außer Form ist, würde es laut Jung schon reichen, mehrmals eine leichte Steigung bergauf und wieder bergab zu gehen.

»Viele – vor allem diejenigen, die nicht regelmäßig trainieren – denken, dass Intervalltraining nichts für sie sei«, sagt Jung. Aber das liegt nur daran, dass sie nicht genau wissen, was es ist. Sie denken, dass sie bootcampartige Workouts machen müssen, und fragen sich: Ist HIIT nicht nur etwas für Spitzensportler? Allein diese Vorstellung hält sie davon ab, Intervalltraining zu versuchen und von seinen Vorteilen zu profitieren, obwohl gerade sie es sind, die den größten Nutzen davon hätten.«

DIE VERGLEICHSSTUDIE

Als Nächstes wollte Jung in einer Untersuchung vergleichen, wie sich Anfänger einerseits während HIIT und andererseits während eines moderaten Ausdauertrainings fühlten. Bis dahin wurde diese besondere Facette des HIIT selten untersucht. Jung versuchte, die Studie so realistisch und praktisch wie möglich zu gestalten. Mithilfe von Plakaten, die auf dem Okanagan Campus ausgehängt wurden, rekrutierten sie und ihre Kollegen 44 junge Leute, die zwar nicht gerade träge, aber durchaus keine ambitionierten Athleten waren – sie trainierten weniger als zweimal wöchentlich. Dann bat sie die Probanden darum, drei verschiedene Workouts zu machen.

Das erste Workout war eine 40-minütige Einheit auf dem Fahrradergometer bei einer moderaten Intensität von 40 Prozent ihrer maximalen Leistung und einer Herzfrequenz, die im Durchschnitt auf 69 Prozent ihrer Spitzenherzfrequenz stieg. Im zweiten Workout, das ein kontinuierliches Workout von energischer Intensität darstellte, mussten die Probanden 20 Minuten bei 80 Prozent ihrer maximalen Leistung in die Pedale treten, wobei ihre durchschnittliche Herzfrequenz auf etwa 89 Prozent stieg. Das dritte Workout bestand aus Intervallen. Für diesen Versuch verwendete Jung das 10-mit-1-Protokoll, das wir bereits an inaktiven Personen und Diabetikern angewendet hatten.

Zu verschiedenen Zeitpunkten während und nach den drei Workouts wurden die Probanden um eine Beurteilung ihrer Befindlichkeit gebeten. 20 Minuten nach dem Training mussten sie die Frage der Forscher beantworten, wie groß die Wahrscheinlichkeit sei, dieselbe Art von Workout zu wiederholen, das sie gerade abgeschlossen hatten.

Laut ihrer eigenen Beurteilung auf einer 11-Punkte-Skala fühlten sich die Probanden in Workout 1 (lange Dauer, moderate Intensität) gut, in Workout 3 (kurze Dauer, sehr hohe Intensität) okay und in Workout 2 (moderate Dauer, energische Intensität) ziemlich schlecht. Aber zu den interessantesten Entdeckungen dieser Studie zählte die positivere Beurteilung, die 20 Minuten nach dem HIIT-Workout erfolgte. Jung nennt dies den »positiven Absetzeffekt«. Mit anderen Worten: 20 Minuten nach dem Ende der Workouts fühlten sich alle drei Gruppen besser als während der Workouts – aber die Gruppen, die das moderate Ausdauer- und das Intervalltraining absolviert hatten, fühlten sich am besten.

Als die Probanden darum gebeten wurden zu bewerten, wie hoch die Wahrscheinlichkeit war, in Zukunft eines der drei Workouts zu wiederholen, gaben sie an, mit gleich großer Wahrscheinlichkeit auf das kontinuierlich-moderate Workout und das Intervalltraining zurückgreifen zu wollen, während sie eine Fortsetzung des kontinuierlich-energischen Trainings für eher unwahrscheinlich hielten.

Jung und ihre Mitautoren befragten die Gruppe am Schluss, welche Trainingsform ihnen am meisten Spaß gemacht hatte. Sie hielten das HIIT für geringfügig angenehmer als das moderate Training, das sie wiederum für angenehmer hielten als das energische Training. Auf die Frage, welches Training am meisten Spaß gemacht hat, sprachen sich die meisten Probanden für HIIT aus: 24 Personen bevorzugten Intervalle, 13 Personen das kontinuierlich-moderate Training und nur vier Personen entschieden sich für das kontinuierlich-energische Training. (Es ist anzunehmen, dass die verbleibenden drei Personen keine Präferenzen hatten.)

Die Probanden fühlten sich also *während* des HIIT nur okay – wählten dieses Workout aber später mit Abstand zum beliebtesten Programm. Ergibt das Sinn?

Mary Jung glaubt schon. Der Intervallansatz, sagt sie, »teilt die Trainingseinheiten in kurze, realisierbare Blöcke auf, die grundsätzlich multiple Erfolgserlebnisse darstellen können«. Mit anderen Worten: Nach dem Ende eines Sprints hatten die Probanden das Gefühl, etwas erreicht zu haben. Und dieses Erfolgserlebnis überlagert das körperliche Unbehagen des anstrengenderen Intervalls. Das Workout gab ihnen das Gefühl, wirklich Sport zu treiben, was für sie eine völlig neue Erfahrung war. Außerdem spielte der Faktor Zeit eine große Rolle. Diese beiden Elemente sind Jung zufolge ausschlaggebend dafür, dass die Probanden das Intervalltraining so viel besser fanden als die beiden anderen Trainingsvarianten. Jung ist der Meinung, und ich stimme ihr zu, dass ihre Studie ein Beleg dafür ist, dass Menschen viel differenzierter denken, als manche Psychologen vermuten.

Die alte Denkweise, der zufolge die meisten Menschen schwere körperliche Aktivität meiden, scheint auf Intervalltraining nicht per se zuzutreffen. Wobei an dieser Stelle angemerkt sei, dass Intervalle nicht übermäßig schwer sein müssen. In ihren anspruchsvollsten Ausprägungen muss man an seine Grenzen gehen, und gerade am Anfang kann das schmerzhaft sein. Doch Jungs Untersuchung zeigt, dass viele Menschen die kurze Trainingsdauer, das gestiegene Selbstbewusstsein nach Abschluss des Workouts und die (im Vergleich zu herkömmlichem Ausdauertraining) Abwechslung bei HIIT schätzen, und wenn sie alle diese Punkte dem vorübergehenden Unbehagen gegenüberstellen, das sich während eines kurzen Intervalls einstellt, kommen sie zu dem Schluss, dass HIIT durchaus der Mühe wert ist.

Jung hat auch gezeigt, dass HIIT noch aus einem anderen Grund beliebt ist. Sie hat in den vergangenen Jahren inaktive Personen und Diabetiker bei der Ausführung von Intervallprogrammen betreut. Das ist an sich noch nichts Besonderes. Es ist vielmehr die Art und Weise, wie Jung die Workouts gestaltet, die ihre Forschung so aussagekräftig macht. Normalerweise bittet sie eine bestimmte Untergruppe der Population darum, sich einem Fitnessprogramm zu unterziehen; Gruppe 1 macht Ausdauertraining, Gruppe 2 Intervalle. Dann lehnt sie sich zurück und wartet ab. Es können je nach Studie Wochen oder Monate vergehen. Nach einer Weile trifft sie sich mit den Probanden, um zu sehen, wer sein Training fortgesetzt hat. Dann findet sie heraus, welche Form von Workout die besten Voraussetzungen dafür bietet, dass die Leute dabeibleiben und regelmäßig und dauerhaft weitertrainieren. Ihr Ziel ist es, den Anteil der Personen zu erhöhen, die das in den Nationalen Empfehlungen für

Gesundheit angegebene Trainingspensum erfüllen (zurzeit 15 bis 20 Prozent der Bevölkerung).

2015 veröffentlichten Jung und ihre Mitautoren im *Journal of Diabetes Research* eine Studie, bei der 26 Erwachsene in zwei Gruppen aufgeteilt wurden und über einen Zeitraum von zwölf Tagen HIIT oder ein moderat-intensives Ausdauertraining absolvierten. Es handelte sich hierbei um Prädiabetiker mittleren Alters, die außer Form waren. Die Ausdauergruppe schaffte nur 20 Minuten kontinuierliches Training am Stück und arbeitete sich im Laufe des Versuchszeitraums auf 50 Minuten hoch. Die Intervallgruppe schaffte zu Beginn nur vier Intervalle, die aus jeweils einer Minute Belastung und einer Minute Erholung bestanden, doch in den zwölf Tagen steigerte sie sich auf unser bekanntes 10-mit-1-Protokoll. Dann ließen Jung und ihre Gruppe die Probanden einen Monat lang in Ruhe.

Als sie nach dem Monat die Probanden wiedersahen, stellten sie fest, dass im Vergleich zur Ausdauergruppe mehr Mitglieder der Intervallgruppe ihr Training in Eigenregie fortgesetzt hatten. Einen Monat nach dem Ende des Versuchs hatte die Intervallgruppe ihr Trainingsvolumen verdoppelt. Eine ähnliche Studie, die zum Zeitpunkt meiner Arbeit an diesem Buch noch nicht veröffentlicht worden ist, offenbart analoge Ergebnisse nach sechs Monaten.

Wie ist das zu erklären? Jung ist überzeugt, dass Intervalltraining effektiver als moderat-intensives Ausdauertraining ist, um Anfängern die Vorteile eines regelmäßigen Trainings schmackhaft zu machen. Sie sagt: »Aus psychologischer Sicht? Für Leute, die sportliche Betätigung immer vermieden haben, weil das angeblich nichts für sie ist? Sie machen ein Intervallprogramm und bekommen einen enormen Motivationsschub. Sie denken sich: ›Oh, mein Gott, ich hab's geschafft. Ich bin vielleicht kein Athlet, aber ich hab's tatsächlich durchgezogen.‹ Sie haben das Gefühl, etwas erreicht zu haben. Diese gewaltige Genugtuung bekommt man nicht, wenn man einen Spaziergang um den Block macht. Dieses Selbstbewusstsein ist wichtig, um langfristig am Ball zu bleiben und nicht vorzeitig aufzugeben.«

Außerdem zeigen sich durch Intervalltraining körperliche Veränderungen viel schneller als durch moderat-intensives Ausdauertraining. Das Treppensteigen etwa fällt plötzlich leichter. Das allgemeine Wohlbefinden steigt, und zwar schneller. »Die Anwender sind mit den Ergebnissen zufriedener«, sagt

Jung. »So entwickeln sie eine positive Grundeinstellung, Selbstbewusstsein, Stolz. Diese Gefühle wollen sie immer wieder erleben. Und sie reden auf Partys darüber: ›Hey, ich treibe jetzt Sport.‹«

EINIGE WORTE AN ALLE ANFÄNGER

Zuerst sollten Sie sich vor Augen führen, dass es viele Formen von Intervalltraining gibt. Sie können schon von einigen Vorteilen profitieren, indem Sie die Intensität Ihres aeroben Workouts variieren. Sie gehen erst flott, dann langsam. Herzlichen Glückwunsch! Sie haben soeben dasselbe Trainingskonzept angewendet wie Olympioniken und Weltrekordhalter.

Ich bin davon überzeugt, dass Intervalltraining für Anfänger durchaus geeignet ist. Und ich begründe diese Behauptung damit, dass inaktive Menschen ganz automatisch auf diese Methode zurückgreifen, wenn sie mit dem Trainieren anfangen. Diesen Punkt möchte ich gern etwas näher ausführen.

Mary Jung und Jeff Christle haben Studien durchgeführt, in denen inaktive Populationen ein Training absolvierten. Es handelte sich dabei um jene Sorte von Testpersonen, die normalerweise schreiend die Flucht ergreifen, wenn sie das Wort »Intervalltraining« hören. Jung arbeitete mit Diabetikern und Fettleibigen zusammen, die bedroht waren, ein metabolisches Syndrom zu entwickeln, während Jeff mit Herzkranken zu tun hatte. Sowohl Mary als auch Jeff machten beide dieselbe Feststellung.

Menschen, die keine Kondition haben – vielleicht weil sie herzkrank sind oder eine ungesunde Lebensweise pflegen –, fangen in der Regel mit einer Form von moderat-intensivem Ausdauertraining an. Aber ganz gleich, was sie auch tun, sie müssen regelmäßig Pausen einlegen, um wieder zu Atem zu kommen. Egal, wie moderat die Aktivität auch ist, sie können sie nicht lange aufrechterhalten.

Manche dieser Leute werden schon kurzatmig, wenn sie ein Stockwerk Treppen steigen. Sie schaffen es nicht einmal, ohne Pause um den Häuserblock zu gehen. Aber nehmen wir einmal an, dass sie sich bemühen. Sagen wir, dass etwas vorgefallen ist, das sie motiviert: Ein guter Freund konnte im letzten

Moment eine schwere Krankheit abwenden. Oder ihr Arzt riet ihnen dazu, sich 150 Minuten pro Woche zu bewegen, und deshalb machen sie nun einen Spaziergang. Und sie scheitern. Sie können gerade einmal die Strecke zwischen zwei Straßenlaternen zurücklegen und müssen dann schon verschnaufen. So etwas dämpft die Motivation enorm. Sie machen sich wegen ihrer körperlichen Verfassung große Vorwürfe, geben daraufhin den Vorsatz auf, ein regelmäßiges kontinuierliches Training zu betreiben, und machen sich daraufhin noch größere Vorwürfe.

Aber was wäre, wenn wir einen anderen Weg einschlagen würden? Was wäre, wenn wir diesen Leuten sagen würden: »Hey, hören Sie mal. Machen Sie sich wegen der Pause nicht verrückt. Klopfen Sie sich lieber auf die Schulter, weil Sie mit dem kurzen Spaziergang Ihre Herzfrequenz so in die Höhe getrieben haben, dass Sie nach Luft ringen mussten. Sie haben gerade ein Intervall absolviert! Nach der Pause gehen Sie wieder an den beiden Straßenlaternen vorbei nach Hause und schließen somit ein weiteres Intervall ab. Zwei Intervalle – gut gemacht! Das war Ihr erstes Intervallworkout!«

Alle jene, die HIIT ablehnen, weil sie es für zu kompliziert und anstrengend halten, vergessen, dass die Personen mit der schwächsten Kondition – und das sind gerade diejenigen, die wir ansprechen wollen – sowieso ganz automatisch Intervalle benutzen.

Sie können gar nicht anders. Sie legen eine bestimmte Strecke zurück und müssen eine Pause machen. Dann gehen sie ein Stück weiter und halten wieder an. Sie kehren um, gehen noch ein Stück und legen erneut eine Pause ein.

Diese Zielgruppe scheint mit Intervalltraining zurechtzukommen. Nehmen wir einmal an, dass wir ihnen ein Workout verordnen, das schon den verschiedensten Populationen gute Dienste geleistet hat: das 10-mit-1-Protokoll, d. h. zehn Intervalle bestehend aus einer Minute Belastung bei hoher Intensität und einer Minute Erholung dazwischen, die insgesamt 20 Minuten Training ergeben. Wenn wir Anfänger darum bitten, dreimal pro Woche dieses Workout zu absolvieren, also insgesamt eine knappe Stunde zu opfern, lassen sich die meisten darauf ein – vor allem die inaktive Zielpopulation, die die Gesundheitsbehörden in den USA vornehmlich erreichen wollen.

»Intervalle sind eine gute Methode, um inaktive Menschen zu mehr Bewegung zu motivieren, weil sie auf diese Weise schneller Erfolge erzielen«, sagt

Jeff Christle. »Dreimal wöchentliche Intervallworkouts, das 10-mit-1-Protokoll – ich denke, dass man mit diesem Programm in vier Wochen eine deutliche Steigerung der Fitness erzielen kann. Mit einem herkömmlichen Walkingprogramm dauert es doppelt so lange. Das ist einer der großen Vorteile des Intervalltrainings.«

Im nächsten Kapitel stelle ich eine Reihe von Workouts für verschiedene Zielgruppen vor, von Senioren ohne Trainingserfahrung bis hin zu Leistungssportlern, die im nächsten Wettbewerb die Konkurrenz hinter sich lassen wollen. Aber vorher möchte ich dieses Kapitel mit einigen Tipps abschließen. Das Schwerste am Intervalltraining ist der Einstieg. Vor allem ganz am Anfang können die intensiveren Belastungsphasen hart sein. Aber es gibt zwei Tipps, um sie angenehmer zu gestalten – oder zumindest weniger schmerzhaft.

Zuerst einmal hilft Musik. Eine Veröffentlichung der McMaster University von 2015, an der ich mitgewirkt habe, ging der Frage nach, wie sich Ablenkung auf Sprintworkouts auswirkt. Wir stellten fest, dass es unseren Probanden leichter fiel, schneller und fester in die Pedale zu treten, wenn die Musik ihrer Wahl lief. Musik wirkt motivierend und ruft einen Erregungszustand hervor, mit dem sich die hohe Intensität leichter ertragen lässt. Manche hören gern Dance Music, andere bevorzugen Gangsta-Rap oder Punk Rock. Ich persönlich schwöre auf Van Halen.

Zweitens sollte man sich nicht scheuen, um Hilfe zu bitten. Ob man sich nun von einem Freund lautstark anfeuern lässt oder der Coach aufmunternde Worte zuruft – Zuspruch tut in Intervallen genauso gut wie in anderen Situationen. Zumindest ist dies das Fazit einer Studie von 2013, die an der Western University durchgeführt wurde und untersuchte, wie sich verbaler Zuspruch auf die subjektive Wahrnehmung eines Intervallworkouts auswirkt. Verglichen mit Gruppen, die wenig bis überhaupt nicht angefeuert wurden, hatten Personen, die während ihrer Sprints positives Feedback erhielten, mehr Freude am Training. Schließlich können manche Workouts ziemlich hart sein, deshalb sollte man jede Hilfe annehmen, die man bekommen kann.

Nun möchte ich Mary Jungs fünf Tipps vorstellen, um mit dem Training zu beginnen und dabeizubleiben.

1. Stärken Sie Ihr Selbstbewusstsein

Den Mut aufzubringen und sich zu überwinden, mit dem Training überhaupt anzufangen, kommt laut Jung dem Henne-Ei-Problem gleich. Um anzufangen, muss man die Zuversicht haben, sein Ziel erreichen zu können. Aber wie kann man die Zuversicht entwickeln, wenn man noch nie zuvor trainiert hat? Um das Problem zu lösen, beruft sich Jung auf die Arbeit des berühmten Stanforder Psychologen Albert Bandura, der einige der effektivsten Strategien zur Stärkung des Selbstbewusstseins definierte. Stellen wir uns vor, dass Sie mit einem Workout beginnen wollen, das aus Intervallen von jeweils einer Minute Belastung und einer Minute Erholung besteht, sich aber nicht sicher sind, ob Sie die einminütige Belastungsphase schaffen. Rufen Sie sich andere Situationen ins Gedächtnis, in denen Sie ins Schwitzen geraten sind; vielleicht mussten Sie zum Gate rennen, um Ihren Flug noch zu erwischen. Übertragen Sie diese Situation auf die neue Herausforderung: »Ich bin zum Gate gerannt und habe den Flug nach LaGuardia erwischt«, könnten Sie sich sagen. »Und wenn ich das eine geschafft habe, dann schaffe ich das andere jetzt sicher auch.«

Ihr Selbstbewusstsein können Sie auch stärken, indem Sie die Erfolgsgeschichten anderer Menschen lesen, die das Ziel erreicht haben, an dem Sie gerade arbeiten. Im Laufe dieses Buches haben wir bereits mehrfach Herzpatienten und Diabetiker erwähnt, die im Rahmen einer Studie mit dem Intervalltraining anfingen und es später aus eigenem Antrieb fortsetzten. Wenn die es geschafft haben, schaffen Sie es auch.

2. Trainieren Sie am Morgen

Jung schlägt vor, am Morgen zu trainieren, wenn die Willenskraft am stärksten ist. Hier bezieht sie sich auf Roy Baumeister von der Florida State University, der bahnbrechende Studien über Willenskraft durchführte. Baumeister stellte fest, dass die Willenskraft im Tagesverlauf Schwankungen unterliegt. Sie lässt nach, wenn wir müde oder hungrig sind – und sich den Schwankungen auszusetzen bedeutet, dass die Willenskraft uns später eventuell nicht mehr zur Verfügung steht. Wir sind in der Regel gleich nach dem Aufstehen am höchsten motiviert, weil wir ausgeruht sind. Machen Sie es sich also nicht unnötig schwer und trainieren Sie am Morgen.

3. Seien Sie nett zu sich selbst

Viele Menschen sind selbst ihre größten Kritiker. Das Problem ist nur, dass ständige Selbstvorwürfe und Kritik demotivierend sind. »Du hast schon wieder vergessen, deine Trainingskleidung in die Waschmaschine zu stecken, du Idiot«, könnte beispielsweise ein Gedanke sein. »Warum bemühst du dich überhaupt? Du schaffst es ja doch nicht.« Statt sich selbst zu kritisieren, rät Jung dazu, nicht zu hart mit sich ins Gericht zu gehen. Nehmen Sie Rückschläge mit einer gewissen Gelassenheit hin. Sie werden vielleicht gelegentlich ein Workout ausfallen lassen müssen. Das kann passieren. Entscheidend ist, dass Sie zuversichtlich bleiben und das nächste Workout auf jeden Fall durchziehen. Ständige Selbstvorwürfe sind keine Strategie, um dauerhaft bei der Stange zu bleiben.

4. Vermeiden Sie Vergleiche

Wir sind soziale Wesen. Es ist daher menschlich, sich mit anderen zu vergleichen. Oft fangen wir aus genau diesem Grund mit dem Training an: Man meldet sich im Fitnessstudio an, damit man im Sommerurlaub im Bikini oder in der Badehose eine bessere Figur macht als seine Freunde. Aber eine solche Motivation greift in der Regel zu kurz. Und selbst wenn man sein Ziel erreicht, heißt das noch lange nicht, dass man sich deswegen besser fühlt. Man sollte vielmehr versuchen, das Training zu einer lebenslangen Gewohnheit zu machen, die das Wohlbefinden und das Selbstbewusstsein stärkt. Wenn man seine Ziele formuliert, sollte man sich also auf andere Dinge konzentrieren als auf sein Ego oder seine Eitelkeit. »Ab sofort trainiere ich, damit ich gesund alt werde und mit meinen Enkelkindern spielen kann« ist ein deutlich besserer Grund als »Ich trainiere, damit ich in eine engere Hose passe als meine beste Freundin«.

5. Belohnen Sie sich

Sobald Sie einige Etappenziele erreicht haben, sollten Sie sich eine kleine Belohnung gönnen. Jung genehmigt sich beispielsweise zu besonderen Anlässen ein Glas Wein. Es ist klein, erschwinglich und trotzdem etwas Besonderes. Sie könnten die Kinder bei den Großeltern vorbeibringen und sich eine kleine Auszeit nehmen. Oder sich vielleicht ein schönes Vollbad einlassen. Gehen wir einmal davon aus, dass Sie sich vorgenommen haben, dreimal wöchentlich zu trainieren. Wenn Sie dieses Ziel am Ende der ersten Woche erreicht haben, schlägt Jung vor, sich auf die Schulter zu klopfen und sich auf die eine oder andere Weise zu belohnen. Eine kleine Belohnung unmittelbar nach Erreichen des erstens Etappenziels stellt das Training damit in einen positiven Zusammenhang und motiviert, weitere Ziele in Angriff zu nehmen.

6

KURZ UND KNACKIG – ACHT BASISWORKOUTS

Ich denke mir gern neue Workouts aus. Ich gehe dafür in den Keller, steige aufs Fahrradergometer, schalte den Sportkanal an und trete in die Pedale. Manchmal baue ich zwischen die Sprints verschiedene Körpergewichtsübungen ein. Liegestütze, Klimmzüge, Burpees – was mir so in den Sinn kommt. Zusammengenommen entsteht so ein Widerstandstraining, mit dem ich Kraft aufbaue und altersbedingtem Muskelschwund entgegenwirke. Das Erfinden von Abläufen gehört zu den Aspekten des Trainings, die Spaß machen. So wird es nie langweilig.

In diesem Kapitel möchte ich Ihnen das nötige Wissen für die Gestaltung eigener hochintensiver Intervallworkouts vermitteln. Im Gegensatz zu vielen Workouts, die man sonst in Fitnessbüchern findet, ist ihre Wirkung wissenschaftlich erwiesen. Nachfolgend stelle ich acht Workouts vor, die in Fachzeitschriften veröffentlicht worden sind – Protokolle, die bereits an so unterschiedlichen Zielgruppen wie Herzpatienten und Leistungssportlern angewendet wurden. Ich beschreibe die wissenschaftlich erwiesenen Vorteile der Workouts und schließe mit einigen Tipps ab, wie Sie Ihr eigenes Programm konzipieren können. Aber zuerst möchte ich darauf eingehen, was wir genau unter »Anstrengung« verstehen und wie wir sie quantifizieren können.

SCHNELL UND STÜRMISCH: DIE BEURTEILUNG VON INTENSITÄT

Stellen Sie sich einen Spinningkurs vor. Eine Trainerin sitzt auf einem Spinning-Bike und blickt auf ein Dutzend Klienten, die ebenfalls auf Standfahrrädern sitzen. Sie brüllt laut ins Mikrofon und übertönt selbst die wummernde Technomusik: »Gebt mir 90 Prozent in drei ... zwei ... eins ... *los*!« Überall im Raum treten Anfänger und Fortgeschrittene gleichermaßen wild in die Pedale. Aber voraussichtlich arbeiten sie alle mit einer anderen Leistung – weil jeder ein anderes Empfinden von »90 Prozent« hat.

Was uns zu einer der wichtigsten Fragen führt, die sich im Zusammenhang mit hochintensivem Intervalltraining stellen: Wie vermittelt man dem Trainierenden, wie sehr er sich für eine bestimmte Übung anstrengen soll? Es gibt viele Methoden, um die Trainingsintensität zu messen. Aber die meisten sind auf lange aerobe Workouts bei gleichbleibendem Tempo ausgelegt – wendet man sie auf Sprints an, bringt jede Messmethode ihre eigenen spezifischen Probleme mit sich.

MAXIMALE SAUERSTOFFAUFNAHME UND LEISTUNG

Traditionell lässt sich die Intensität eines Workouts am genauesten bestimmen, indem man misst, wie viel Sauerstoff man während einer Aktivität nutzt. Diese Messung wird zur maximalen Sauerstoffaufnahme (VO_2max) ins Verhältnis gesetzt. Wir können also sagen, dass jemand bei 75 Prozent seiner maximalen Sauerstoffaufnahme Rad fährt. Aber es kann problematisch sein, die maximale Sauerstoffaufnahme als Maß für die Anstrengung zu verwenden, mit der man seine Intervalle absolviert. Es ist durchaus möglich, in einer Geschwindigkeit zu sprinten, die wesentlich höher ist als das Tempo, das nötig ist, um seine maximale Sauerstoffaufnahme zu erreichen. Abgesehen davon ist die Messung der maximalen Sauerstoffaufnahme umständlich, weil man dafür eine Atemmaske und Schläuche braucht, die an ein Gerät angeschlossen sind, das den unterschiedlichen Sauerstoffgehalt der Luft misst, die der Proband ein- und ausatmet. Diese Methode ist sehr aufwendig und außerhalb eines Laborumfelds unpraktisch und unrealistisch.

Eine weitere wissenschaftliche Einheit für körperliche Verausgabung ist die in Watt gemessene *Leistung* – mit der auch die Helligkeit einer Glühlampe oder die Energieeffizienz eines Kühlschranks bestimmt wird. Leistung ist der Quotient aus Arbeit und Zeit. Auf einem Fahrrad erreichen gesunde, untrainierte Menschen ihre maximale Sauerstoffaufnahme etwa bei einer Leistung von 300 Watt – aber in einem Sprint kann dieselbe Person kurzfristig 900 Watt erzeugen, während Spitzenrennfahrer sogar auf 2000 Watt und mehr kommen. Damit könnte man 20 100-Watt-Glühlampen brennen lassen – genug, um ein großes Haus hell auszuleuchten. Das Problem mit dieser Form der Messung? Wir wollen, dass unsere Workouts auf möglichst viele Trainingsformen übertragbar sind. Die Wattzahl lässt sich auf einem modernen Fahrradergometer problemlos messen, lässt sich beim Schwimmen oder Laufen jedoch nicht ermitteln.

DAS PROBLEM MIT DER HERZFREQUENZ

Eine andere Methode zur Bestimmung der Trainingsintensität ist der Bezug auf den Prozentsatz der *maximalen Herzfrequenz*. (Eine einfache Formel, um diesen Wert zu schätzen, ist 220 minus Alter [in Jahren], obwohl das von Fall zu Fall variieren kann.) »Laufen Sie bei 65 Prozent Ihrer maximalen Herzfrequenz«, könnte ein Trainer beispielsweise sagen – eine Intensität, bei der ein 40-jähriger Mann auf eine durchschnittliche Herzfrequenz von 117 Schlägen pro Minute käme. Diese Methode ist außerhalb des Labors wesentlich leichter anwendbar, weil Pulsmesser mittlerweile handlich geworden sind und akkurat messen.

Der Haken an der Herzfrequenz ist, dass sich damit die Intensität von (beinahe) maximalen Sprints schlecht messen lässt, weil sich die Anstrengung – vor allem zu Beginn einer intensiven Aktivität – zeitverzögert in der Herzfrequenz ausdrückt. »Geben Sie alles – als würden Sie ein Kind vor einem heranrasenden Auto retten wollen«, sage ich, wenn ich will, dass ein Proband *all-out* geht. Aber nach einem solchen 30-Sekunden-Sprint steigt seine Herzfrequenz vielleicht auf 70 Prozent des Maximalwerts. Das liegt daran, dass es bei sehr starker körperlicher Anstrengung eine Weile dauert, bis das kardiovaskuläre System aufgeholt hat. Man erreicht seine maximale Herzfrequenz nur nach einigen Minuten harten aeroben Trainings – oder aber nach mehreren Sprints mit sehr kurzen Erholungsphasen. Während die Herzfrequenz also im Rahmen eines aeroben Ausdauerworkouts eine probate Angabe ist und auch für weniger intensive Sprints verwendet werden kann, ist sie wesentlich problematischer, um die Verausgabung zu beschreiben, die für einen *All-out*-Sprint nötig ist.

WAS IST DIE LÖSUNG?

Die Lösung beginnt mit dem sogenannten subjektiven Belastungsempfinden oder RPE (für *Rate of Perceived Exertion*, die Rate der wahrgenommenen Anstrengung). Der schwedische Psychologe Gunnar A. V. Borg von der Universität Stockholm stellte dieses Konzept 1970 vor, weshalb es auch als Borg-Skala bezeichnet wird. Er verknüpfte das subjektive Belastungsempfinden mit der Herzfrequenz. Die ursprüngliche Borg-Skala reichte von 6 bis 20 – ein Spektrum, das ungefähr der Herzfrequenz einer durchschnittlich fitten, jungen Person geteilt durch 10 entspricht. Sie fing bei 6 an, weil die Herzfrequenz einer durchschnittlich fitten, jungen Person bei circa 60 liegt, und sie reichte bis 20, weil die Herzfrequenz einer durchschnittlich fitten, jungen Person bei etwa 200 Schlägen pro Minute ihre Obergrenze erreicht. Gehen oder eine andere Form von »leichtem« Training entspricht einem subjektiven Belastungsempfinden von 10 oder 11.

Eine Skala von 6 bis 20 ist allerdings etwas umständlich, weshalb Borg eine einfachere RPE-Skala von 1 bis 10 entwickelte, wobei er 1 als »Ruhe« und 10 als »sehr, sehr hohe (beinahe maximale) Anstrengung« beschreibt.

Die Bewertung der Intensität der Workouts, die in diesem Buch beschrieben werden, orientiert sich an der neueren, zweiten Borg-Skala. Wie in der ersten Borg-Skala ist es aber auch bei uns möglich, über einen Wert von 10 zu kommen. Wenn Sie einen Blick auf die nachfolgende Tabelle werfen, werden Sie sehen, dass mit der Bewertung 10+ ein *All-out*-Sprint gemeint ist – und meiner Beschreibung »als würden Sie ein Kind vor einem heranrasenden Auto retten wollen« entspricht. Die Zahlen in der folgenden Tabelle vermitteln Ihnen eine ungefähre Vorstellung vom Belastungsempfinden, das Sie auf jeder Stufe haben sollten, und seine Entsprechung auf der modifizierten Borg-Skala.

Subjektives Belastungsempfinden

	10+	Maximal; Flucht vor einer lebensgefährlichen Bedrohung
Beinahe maximal	10	
	9	Beginnende Atemnot; Gespräche werden eingestellt
	8	
Sehr anstrengend	7	Kurzatmigkeit (schnell und tief), kein Gesprächsbedürfnis vorhanden
	6	
Anstrengend	5	Einsetzende beschleunigte Atmung, langsam aufsteigendes Unbehagen
	4	
Moderat	3	Leicht gesteigerte Atmungsfrequenz, aber Unterhaltung in vollständigen Sätzen noch möglich
Leicht	2	
Sehr leicht	1	Ruhige Atmung, Tempo und normale Unterhaltung beliebig lange fortsetzbar
Keine Anstrengung	0	

DIE ANSTRENGUNGSINTENSITÄT BEWERTEN

Weil ich meist auf einem Fahrradergometer trainiere – einem Life Fitness 95 Ci, wenn Sie es genau wissen wollen –, beruhen meine eigenen Sprintworkouts auf einer absoluten Leistung, die ich erreichen muss. Bei meinem Fahrradergometer kann ich eine bestimmte Zielleistung einstellen – sagen wir 250 Watt. Und dann mache ich fünf Intervalle à fünf Minuten Belastung mit einer Minute Erholung. Meine Herzfrequenz steigt während der Sprints stetig an – und ich weiß, dass das fünfte Intervall brutal wird. Ich schätze diesen Ansatz, weil sich die Herausforderung im Laufe des Workouts steigert. Wenn ich fertig bin, weiß ich, dass ich alles gegeben habe. Ich bin vollkommen erledigt und fühle mich trotzdem blendend.

Und das führt uns zu einem Aspekt, der Ihnen vielleicht schon aufgefallen ist, falls Sie vorgeblättert haben. In einigen Workouts nimmt die geforderte Anstrengung von Intervall zu Intervall zu. Das liegt daran, dass die Workouts auf Protokollen beruhen, die in den ursprünglichen Studien verwendet wurden, welche die erstaunliche Wirksamkeit von HIIT bewiesen haben. Manche Workouts erfordern Sprints mit beinahe maximaler oder maximaler Anstrengung. In solchen Fällen nimmt die Leistung oder tatsächliche Geschwindigkeit mit jedem Sprint ab – weil der Körper durch die hohe Belastung müde wird und für den nächsten Sprint weniger Energie zur Verfügung hat.

Manchen dieser Workouts liegen aber Studien zugrunde, bei denen in jedem Sprintintervall dieselbe (Watt-)Leistung verlangt wird. Die Sprints in diesen Workouts sind zwar intensiv, aber nicht maximal. In der Studie, die die Wirksamkeit des 10-mit-1-Protokolls unter Beweis stellte, forderten wir die Probanden auf, während des gesamten Workouts immer mit derselben Leistung in die Pedale zu treten. Das wurde mit jedem Intervall schwerer. (Die Analogie gilt auch für andere Formen des Intervalltrainings. Wenn Sie zum Beispiel ein Läufer sind, heißt das, dass Sie zehnmal denselben Berglauf in demselben Tempo absolvieren müssen – natürlich würden Sie sich jedes Mal etwas mehr anstrengen müssen, um auf dieselbe Geschwindigkeit zu kommen.)

Deshalb also die Angabe der steigenden Anstrengung in diesen intensiven, aber submaximalen Workouts. Weil wir Studien zitieren, in denen eine bestimmte Wattzahl vorgegeben wurde, muss die Anstrengung während des Workouts zunehmen. Damit Sie dieselben Vorteile erzielen wie die Testpersonen, sollten auch Sie sich von Intervall zu Intervall stärker verausgaben.

EINE KURZE ANMERKUNG ZU KALORIEN

Viele Fitnessbücher geben an, wie viele Kalorien pro Workout verbrannt werden. Auch das Display auf dem Fahrradergometer zeigt in der Regel einen entsprechenden Wert an. Das Modell in meinem Keller berücksichtigt sogar Variablen wie Leistung, Intervalldauer, Alter und Körpergewicht. Aber der »Kalorienverbrauch« ist nur eine Schätzung – ein Durchschnittswert für Menschen wie mich. Es ist keine exakte Messung, weil kein Ergometer jede Variable kennen kann, die die Anzahl der verbrannten Kalorien beeinflusst. Viele Faktoren spielen eine Rolle, unter anderem auch die genetischen Voraussetzungen.

Wir wollten außerdem, dass sich unsere Protokolle auf so ziemlich jede aerobe Aktivität anwenden lassen, vom Radfahren oder Laufen bis hin zu Burpees und Treppensteigen. Wie viele Kalorien man verbrennt, hängt von der ausgeführten Übung ab. Und schließlich gibt es den sogenannten Nachbrenneffekt – ein Wort, das viele Trainer benutzen, um den erhöhten Kalorienverbrauch zu beschreiben, der eintritt, wenn der Körper sich bereits in der Erholungsphase befindet. Der technischere Begriff für dieses Phänomen ist »Sauerstoffmehraufnahme nach Arbeitsende« oder kurz EPOC für *Excess Post-exercise Oxygen Consumption*, der durch die Intensität der ausgeführten Aktivität beeinflusst wird. Je intensiver die Übung, umso stärker der Nachbrenneffekt bzw. die Anzahl der verbrannten Kalorien. (Wir gehen auf EPOC und intensives Training in Kapitel 8 noch ausführlicher ein.)

Wir können Ihnen also nicht exakt sagen, wie viele Kalorien Sie in den einzelnen Workouts verbrennen, weil dieser Wert von Ihrer Leistung und spezifischen Physiologie abhängig ist. Wenn man den Nachbrenneffekt berücksichtigt, verbrauchen allerdings alle in diesem Kapitel beschriebenen Workouts mehr Kalorien als ein traditionelles *Steady-State*-Training von identischer Dauer. In manchen Workouts haben wir im Labor einen direkten Vergleich angestellt. Mit dem 10-mit-1-Protokoll zum Beispiel verbrennt man etwa genauso viel Energie (Kalorien, die im Laufe von 24 Stunden verbrannt werden) wie mit einer doppelt so langen moderat-intensiven Ausdaueraktivität.

MODIFIKATION IHRES INTERVALLWORKOUTS

Die folgenden Workouts sind nur als Anregungen gedacht. Sie können sie nach Belieben verändern. Das ist das Tolle an Intervallworkouts – die Variationsmöglichkeiten sind schier endlos. Weil mit zunehmendem Alter die Muskelmasse abnimmt, würde ich Ihnen allerdings empfehlen, eine Form von Widerstandstraining in Ihre Workouts zu integrieren. Damit meine ich Kraftübungen mit Hanteln, klassische Körpergewichtsübungen wie Liegestütze oder Klimmzüge, aber auch Übungen mit Kettlebells oder an Kraftstationen, wie es sie in Fitnessstudios gibt.

Es gilt mittlerweile als gesichert, dass man mit einer Kombination aus Widerstands- und aerobem Training besser Körperfett reduzieren kann als mit aerobem Training allein. Das Widerstandstraining beugt zudem altersbedingtem Muskelschwund vor und wirkt sich altersunabhängig positiv auf das allgemeine Erscheinungsbild aus.

Viele Intervallprotokolle sind so beschaffen, dass man Kraftübungen problemlos einbeziehen kann. Es gibt zahlreiche, allesamt extrem effiziente Ansätze, die in kurzer Zeit viele verschiedene physiologische Systeme beanspruchen. Man kann beispielsweise in den Erholungsphasen einfache Körpergewichtsübungen machen. In den insgesamt 4,5 Minuten Erholung, die in dem Workout »Klassischer Wingate-Test« zwischen den 30-Sekunden-Sprints liegen, macht man etwa Kniebeugen, Burpees, Liegestütze oder Klimmzüge. Ein Problem bei diesem Ansatz ist, dass das Widerstandstraining den Körper zusätzlich erschöpft, sodass man für die anschließenden Sprints jedes Mal weniger Energie zur Verfügung hat.

Das Modell, das ich persönlich bevorzuge und auch von vielen Personal Trainern empfohlen wird, nutzt Kraftübungen, bei denen nur der Körper als Trainingsgewicht genutzt wird. Ob es sich nun um Liegestütze, Klimmzüge, Burpees oder Kniebeugen handelt – diese und andere Übungen beanspruchen viele Muskelgruppen und sorgen für einen Anstieg der Herzfrequenz. Führt man sie schnell aus, trainiert man zusätzlich sein aerobes System – was wiederum heißt, dass sie auch eigenständig als Intervallsprints ausgeführt werden können. Wollen Sie also Widerstandstraining in Ihr Sprintworkout integrieren, ersetzen Sie das übliche Laufen, Schwimmen oder Radfahren durch eine Körpergewichtsübung, die die Herzfrequenz ähnlich ansteigen lässt. Dabei sollten Sie allerdings lange Intervalle vermeiden, weil es den meisten Menschen sehr schwerfällt, über eine längere Dauer hinweg Körpergewichtsübungen zu machen. Ich würde zum Beispiel für das Norwegische Protokoll keine Körpergewichtsübungen verwenden, weil 4-Minuten-Intervalle, die aus Liegestützen bestehen, für Anfänger schlichtweg nicht machbar sind.

In den Workouts Fatburner, Tabata Classic und 10 mit 1, die in den Kapiteln 6 und 7 vorgestellt werden, können Sie die (Rad-)Sprints jedoch gut durch Körpergewichtsübungen ersetzen. Sie dürfen experimentieren und die Protokolle an Ihre individuellen Bedürfnisse anpassen. Mein Lieblingsworkout setzt sich aus Körpergewichtsübungen zusammen, dauert zehn Minuten und besteht aus Intervallen von jeweils 30 Sekunden Belastung und 30 Sekunden Erholung. Im ersten Intervall wärme ich mich mit Jumping Jacks (Hampelmännern) auf, bevor ich in den anschließenden Intervallen Liegestütze, Klimmzüge und Kniebeugen mache. Dann wiederhole ich den Zyklus aus Liegestützen, Klimmzügen und Kniebeugen noch zwei weitere Male, sodass ich auf eine Gesamtdauer von zehn Minuten komme. Dieses Training ist abwechslungsreich und sehr kompakt; mein tägliches Kraft- und Ausdauertraining ist damit deutlich kürzer als mein Spaziergang mit dem Hund.

Die Intervallworkouts können aber auch in Form von Teamsportarten erfolgen, die in meiner Familie großgeschrieben werden. Ich spiele einmal in der Woche Eishockey. Meine Frau spielt Eishockey und Fußball, sogar in verschiedenen Mannschaften pro Saison, und meine beiden Söhne betreiben Eishockey als Leistungssport. Bei dieser »familiären Vorbelastung« habe ich schon oft gesehen, dass sich intervallbasierte Aktivitäten bestens in spielspezifische Übungen einbinden lassen, ohne dass man dabei ein separates Intervallworkout ausführen müsste. Bei näherer Überlegung ist dieser Ansatz naheliegend: Bei einer voll besetzten Eishockeymannschaft befindet sich ein Spieler normalerweise 30 bis 45 Sekunden auf dem Eis. Diese Einwechslung entspricht einer Belastungsphase – bei beinahe maximaler Verausgabung, die dazu führt, dass ich kurzatmig bin und mein Herz wie wild schlägt – und das 15 bis 20 Mal pro Spiel. Eishockey ist das perfekte Intervallworkout.

Im Fußball gibt es ebenfalls genügend Gelegenheiten, dem Gegner den Ball abzuluchsen und damit loszurennen. Manche Profispieler legen pro Spiel bis zu zehn Kilometer zurück. Aber auch Basketball ist eine Form von Intervalltraining. Oder Ultimate Frisbee oder Football. Eigentlich sind viele Teamsportarten gute Intervallworkouts. Wenn man sich mit Freunden in lockerer Runde trifft und mit hoher Intensität eine Runde spielt, schlägt man viele Fliegen mit einer Klappe.

Aber wie viele? Mein Eishockey-Mannschaftskollege Peter Kitchen von der McMaster University verfasste mit anderen 2016 eine Studie, die herausfand, dass männliche Hobby-Eishockeyspieler über 35 Jahre seltener an Diabetes, Bluthochdruck und Herzinsuffizienz erkrankten als gleichaltrige Männer, die anderen sportlichen Betätigungen nachgingen.

In ähnlicher Weise zeigte eine Publikation von 2010, dass Freizeitfußballer, die sich intensiven Intervallen unterzogen und 20 Prozent des Spiels mit einer Intensität von über 90 Prozent der maximalen Herzfrequenz bestritten, mehr Muskelmasse und kardiorespiratorische Fitness aufbauten als eine vergleichbare Gruppe Dauerläufer.

Was ich damit sagen will? Wenn Sie auf der Suche nach einer kurzweiligen, geselligen Alternative zu Intervallworkouts sind, mit der Sie dieselben Vorteile erzielen, sollten Sie eine Teamsportart wählen.

ZUR UMSETZUNG DER WORKOUTS

Alle Workouts, die in diesem Kapitel beschrieben werden, beruhen auf Formaten, die in wissenschaftlichen Studien verwendet wurden. Manche dieser Studien enthalten Warm-ups und Cool-downs mit einer Dauer von fünf bis zehn Minuten, während andere Studien diese Modalitäten nicht explizit erwähnen. Den meisten Menschen genügen drei Minuten Warm-up und zwei Minuten Cool-down, weshalb wir es im Interesse der Zeitersparnis und Konsistenz dabei belassen wollen. Wie Sie in den Beschreibungen sehen werden, sind manche Workouts auf bestimmte Zielgruppen zugeschnitten: Anfänger, Fortgeschrittene oder echte Profis. Wenn Sie diese Trainingsformen probieren wollen, würde ich wie folgt vorgehen:

Schritt 1: Suchen Sie vor Beginn eines Trainingsprogramms zunächst unbedingt Ihren Hausarzt bzw. Ihre Hausärztin auf. Sobald Sie von ihm oder ihr grünes Licht erhalten …

Schritt 2: … sollten Sie keinesfalls den Helden spielen, wenn Sie außer Form sind. Senken Sie das geringe, aber dennoch vorhandene gesundheitliche Risiko weiter ab, indem Sie mit einfachen Workouts anfangen und sich mit der Zeit steigern. Fangen Sie nicht mit *All-out*-Sprints an! Beginnen Sie mit Gehen in Intervallen und steigern Sie langsam die Trainingsintensität mit Workouts wie 10 mit 1 und das 30–20–10 (die Sie beide in diesem Kapitel finden). Wir klassifizieren diese als intensive, aber submaximale Protokolle, weil sie den Teilnehmer zwar fordern, aber nicht überfordern.

Schritt 3: Sobald Sie sich mit den verschiedenen submaximalen Intervallprotokollen vertraut gemacht haben und diese problemlos ausführen können, sollten Sie sich den Workouts für Fortgeschrittene zuwenden – hierbei handelt es sich um eine Form von Zirkeltraining mit Körpergewichtsübungen. Beispiele hierfür sind das Körpergewichts-Tabata oder das Optimal-Workout in Kapitel 7. Dasselbe gilt für die beiden hochwirksamen, superkurzen *All-out*-Workouts One-Minute-Workout und Klassischer Wingate-Test. Ich wiederhole: Die eben genannten Workouts sind nichts für Anfänger. Arbeiten Sie sich an sie heran, und sobald Sie diesen Punkt erreicht haben, können Sie stolz auf sich sein, weil Sie sich auf einem Fitnessniveau befinden, mit dem Sie von den Vorteilen der wirksamsten, kürzesten Übungen profitieren, die es gibt.

DIE WORKOUTS

1. Der Anfänger

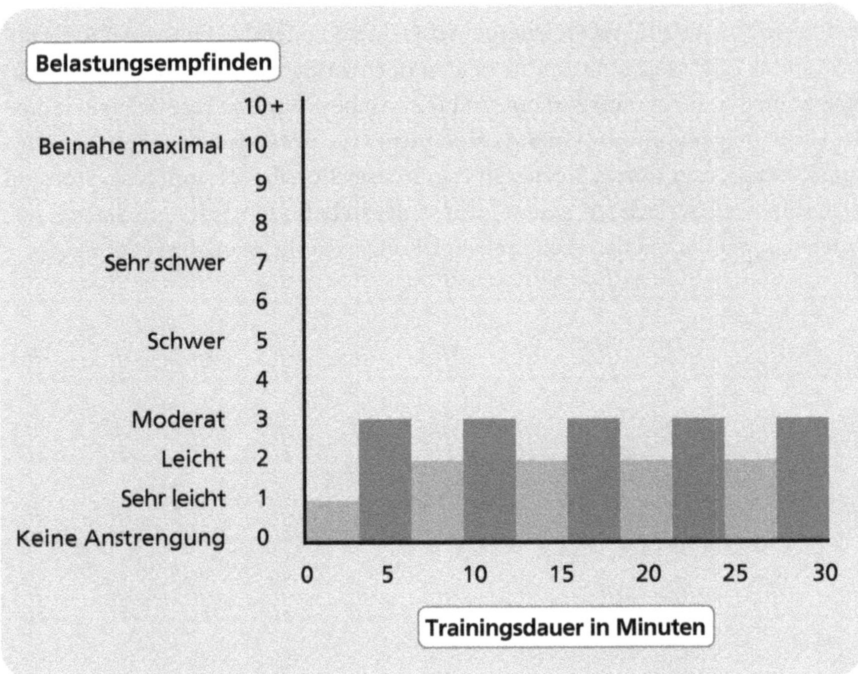

HIIT klingt Furcht einflößend – als wäre es nur etwas für Spitzensportler, die bereits topfit sind. Aber Sie können selbst dann von einem Intervallansatz profitieren, wenn Ihre einzige sportliche Betätigung bislang aus Spazierengehen besteht.

Spitzenintensität: 3

Dauer: 30 Minuten

Grundlage: Laut vieler Ärzte ist Gehen ist die beste Medizin. Diese Form der Aktivität ist einfach, praktisch und preisgünstig. Das Problem ist, dass Ihr Gehtempo vielleicht nicht hoch genug ist, um Ihre körperliche Fitness zu erhöhen. Deshalb entwickelte eine Forschergruppe an der Shinshu-Universität in Japan ein intervallbasiertes Walking-Programm für weitgehend inaktive Senioren, das eine regelrechte Studienlawine zu diesem Thema auslöste. Diese Protokolle bestanden in der Regel aus abwechselnd etwa drei Minuten zügigem Gehen (Belastung) und drei Minuten langsamem Gehen (Erholung). Im Vergleich zum Gehen mit konstanter Geschwindigkeit konnten untrainierte Anfänger mit einem intervallbasierten Programm ihre kardiorespiratorische Fitness deutlich verbessern und ihren Blutdruck signifikant senken. Eine neuere Studie der Universität Kopenhagen belegt, dass das Gehen in Intervallen – im Gegensatz zum gleichförmigen Gehen – den Körperfettanteil und das Körpergewicht reduziert und Typ-2-Diabetikern dabei hilft, ihren Blutzuckerspiegel zu regulieren. Das hier vorgestellte Protokoll beruht auf einem Gemeinschaftsprojekt, das 2010 von der Mayo Clinic in Arizona und der Shinshu-Universität durchgeführt wurde. Die Studie zeigte, dass ein viermal in der Woche ausgeführtes Gehen in Intervallen über einen Zeitraum von drei Monaten die kardiorespiratorische Fitness um 25 Prozent erhöhte und den systolischen Blutdruck um sechs Prozent reduzierte – das ist der erste, höhere Blutdruckwert. Die Probanden der Mayo-Shinshu-Studie gingen im Durchschnitt pro Trainingseinheit 34 Minuten. Ich habe das Workout auf 30 Minuten gekürzt, aber Sie können die Trainingsdauer auch verlängern, um mehr zu profitieren.

Für wen eignet sich das Workout? Die Probanden der Mayo-Shinshu-Studie waren Männer und Frauen, die Mitte 50 und außer Form waren. Ältere Studien haben dieses Format auf Senioren angewendet, die Ende 70 waren und bereits Mühe hatten, drei Minuten am Stück zu gehen. Dieses Programm eignet sich also gut für Untrainierte und/oder Senioren, die anfangen wollen, regelmäßig zu trainieren.

DAS WORKOUT

1. Wärmen Sie sich mit drei Minuten Gehen bei einer Intensität der Stufe 1 auf.

2. Steigern Sie Ihre Anstrengung auf Stufe 3. Obwohl sich Ihre Atmung leicht beschleunigt, sollten Sie immer noch in der Lage sein, eine Unterhaltung zu führen. Halten Sie dieses Tempo für drei Minuten.

3. Reduzieren Sie die Intensität auf Stufe 2 und gehen Sie weitere drei Minuten.

4. Wiederholen Sie die Phasen 1 bis 3, bis Sie insgesamt 30 Minuten am Stück gegangen sind.

5. Es ist nicht weiter problematisch, wenn Sie beim ersten Versuch keine 30 Minuten schaffen. Machen Sie einfach so viele Intervalle, wie Sie können, und steigern Sie sich mit der Zeit.

2. Basistraining

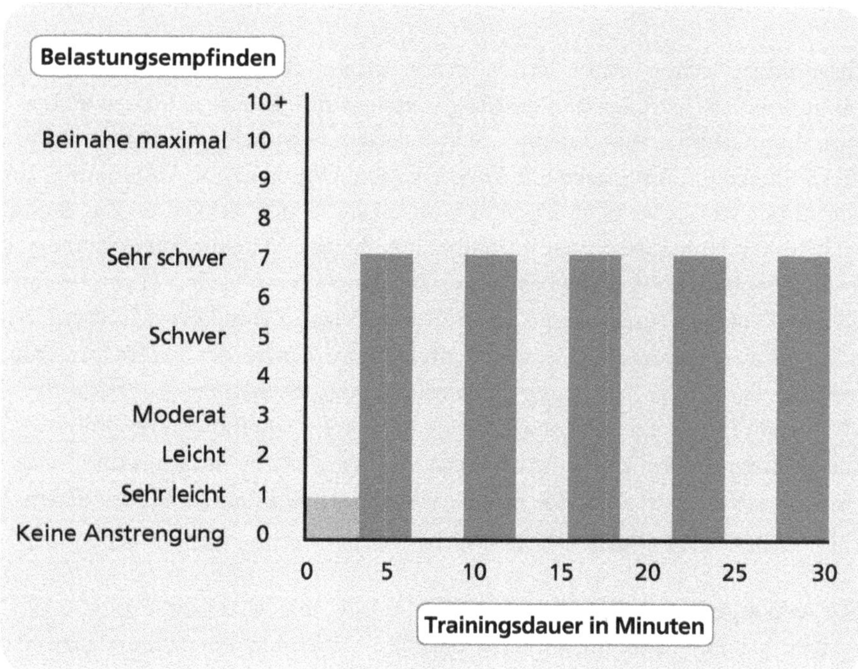

Dieses Workout beruht auf einem Protokoll, das mein verstorbener Mentor, der renommierte Physiologe Bengt Saltin, entwickelt hat. Es war Teil einer Studie von 1973 und stellt eine Steigerung des Gehens in Intervallen aus je dreiminütigen Belastungs- und Erholungsphasen dar. Die langen und vergleichsweise anstrengenden Sprints können für Anfänger fordernd sein, eignen sich aber bestens, um die kardiorespiratorische Fitness schnell zu steigern, mit der in der Folge längere und schnellere aerobe Aktivitäten möglich sind. Das ursprüngliche Studienprotokoll erwähnt kein Cool-down, und aus Gründen der Zeitersparnis verzichte auch ich darauf. Aber es schadet nie, zum Abschluss einige Minuten langsam zu gehen, bis der Kreislauf sich wieder beruhigt hat.

Spitzenintensität: 7

Dauer: 30 Minuten

Grundlage: Anfang der 1970er-Jahre rekrutierten Bengt Saltin und seine Mitautoren als Testpersonen drei Züge junger schwedischer Rekruten zu Beginn ihrer Grundausbildung im 1. Schwedischen Fernmelderegiment. Statt den Soldaten ein Programm aus Körpergewichtsübungen und Dauerläufen zu verordnen, wie sie weltweit im Militär üblich sind, ließ Saltin einen Zug täglich 15 Minuten laufen, und zwar in Intervallen, die aus 15 Sekunden Belastung und 15 Sekunden Erholung bestanden. Bei den anderen beiden Zügen bestanden die Läufe aus Intervallen à drei Minuten Belastung und drei Minuten Erholung – aber der eine Zug trainierte dreimal pro Woche, der andere hingegen fünfmal. Die größte Steigerung der kardiorespiratorischen Fitness, nämlich 20 Prozent in nur einem Monat, konnte der zweite Zug mit den dreiminütigen Belastungs- und Erholungsphasen verzeichnen – ein einfaches und leicht einzuprägendes Protokoll, das beispielsweise auf einer Laufbahn oder einem Fahrradergometer ausgeführt werden kann.

Für wen eignet sich das Workout? Saltin und seine Mitarbeiter untersuchten gesunde, aber untrainierte männliche Rekruten, die im Durchschnitt 21 Jahre alt waren. Ich behaupte nicht, dass dreiminütige Belastungsphasen für jeden Anfänger sinnvoll und machbar sind, aber das Protokoll sollte sich für gesunde Personen eignen, die gerade mit dem Training begonnen haben oder bereits anderweitig aktiv sind und ein Leistungsplateau überwinden wollen bzw. nach einem Weg suchen, um ihre kardiorespiratorische Fitness schnell zu steigern.

DAS WORKOUT

1. Wärmen Sie sich drei Minuten bei einer Intensität der Stufe 1 auf.
2. Trainieren Sie drei Minuten bei einer Intensität der Stufe 7 – wegen der einsetzenden Kurzatmigkeit sind Sie nicht in der Lage zu reden.
3. Ruhen Sie sich drei Minuten aus.
4. Absolvieren Sie insgesamt fünf Intervalle, die aus jeweils drei Minuten Belastung und drei Minuten Erholung bestehen.

3. Norwegisches Protokoll

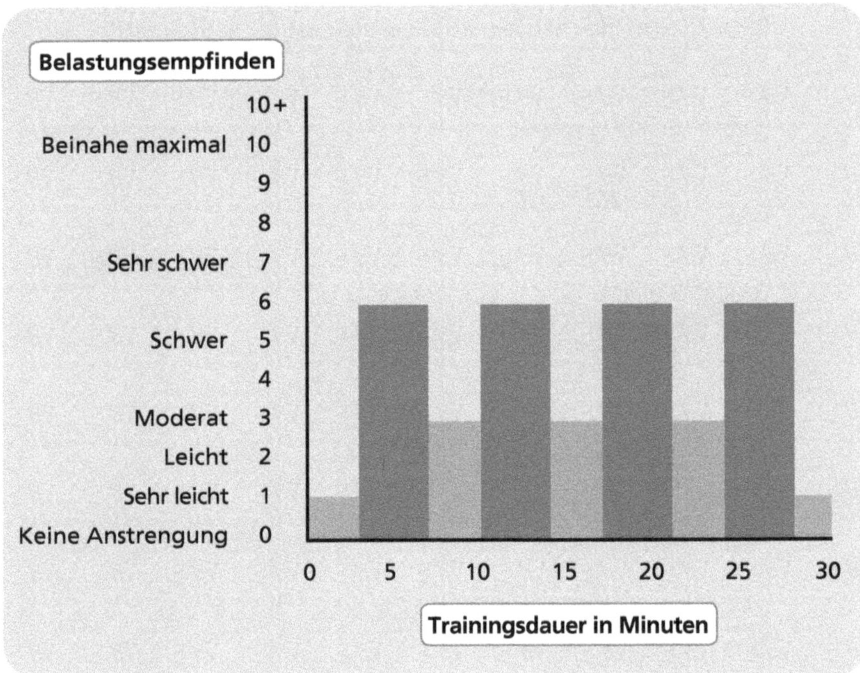

Ich schätze dieses Workout, weil es schon in Dutzenden von Studien an Risikogruppen angewendet wurde, denen sonst von HIIT eher abgeraten wird, beispielsweise Herzkranken, Typ-2-Diabetikern oder Personen mit metabolischem Syndrom. Intensive Intervalle eignen sich nicht nur für kerngesunde junge Leute. Beachten Sie bitte, dass die Probanden in den ursprünglichen Workouts liefen oder auf einem Laufband mit Steigung gingen, aber Sie können auch flott bergauf gehen, Rad fahren oder andere Übungen machen.

Spitzenintensität: 6

Dauer: 30 Minuten

Grundlage: Dieses Protokoll beruht auf einem der bekanntesten Intervallprotokolle, die es gibt. Das Format fiel mir zum ersten Mal 2001 auf. Eine Gruppe an der Technisch-Naturwissenschaftlichen Universität Norwegens wendete es an Nachwuchsfußballern an, die bereits auf hohem Niveau trainierten. Nur zwei wöchentliche Sprinteinheiten à 16 Minuten, die über einen Zeitraum von acht Wochen absolviert wurden, verbesserten die kardiorespiratorische Fitness der Spieler um elf Prozent. Noch erstaunlicher ist jedoch die Tatsache, dass sie außerdem zu einer Verbesserung der entscheidenden Indikatoren spielerischer Leistung führten: Die Anzahl der Sprints im Spiel nahm um 100 Prozent, die zurückgelegte Strecke um 20 Prozent und die Anzahl der Ballkontakte um 24 Prozent zu. Erstaunlicherweise verbesserten sich auch Leistungsindikatoren, die nicht unbedingt mit der Gesamtfitness eines Spielers zu tun hatten, etwa die Anzahl der erfolgreichen Pässe. Seither haben andere Sportwissenschaftler und Trainer das »4 x 4«-Protokoll auf viele andere Populationen angewendet, unter anderem auf Herzpatienten und Übergewichtige. Eine Studie, die Ulrik Wisløffs Labor in derselben norwegischen Forschungseinrichtung 2008 durchführte, wendete das Protokoll auf inaktive Männer und Frauen mittleren Alters an, die mit dem metabolischen Syndrom diagnostiziert worden waren, das in der Regel Herzerkrankungen, Schlaganfällen und Diabetes vorausgeht. Das Workout wurde über einen Zeitraum von 16 Wochen dreimal wöchentlich wiederholt und konnte die Symptome des metabolischen Syndroms beheben. Die Intervallgruppe verbesserte ihre maximale Sauerstoffaufnahme, den entscheidenden Marker für Gesundheit, um 35 Prozent, während die Gruppe, die moderates Ausdauertraining absolvierte, nur einen halb so hohen Anstieg verzeichnete.

Für wen eignet sich das Workout? Dieses Protokoll wurde bereits an vielen Zielgruppen erprobt, von trainierten Athleten bis hin zu Herzpatienten, obwohl meiner Meinung nach die erstaunlichsten Verbesserungen bei inaktiven Menschen zu verzeichnen waren, die die Bedrohung des metabolischen Syndroms abwenden wollten.

DAS WORKOUT

1. Wärmen Sie sich drei Minuten bei einer Intensität der Stufe 1 auf.
2. Trainieren Sie vier Minuten bei einer Intensität der Stufe 6.
3. Erholen Sie sich drei Minuten bei einer Intensität der Stufe 3.
4. Wiederholen Sie dieses Intervall, bis Sie insgesamt vier vierminütige Belastungsphasen bei einer Intensität der Stufe 6 absolviert haben.
5. Erholen Sie sich nach dem vierten Sprint zwei Minuten bei einer Intensität der Stufe 1. Es ergibt sich dadurch folgendes Schema: 3 + 7 + 7 + 7 + 4 + 2 Minuten.

4. 30–20–10

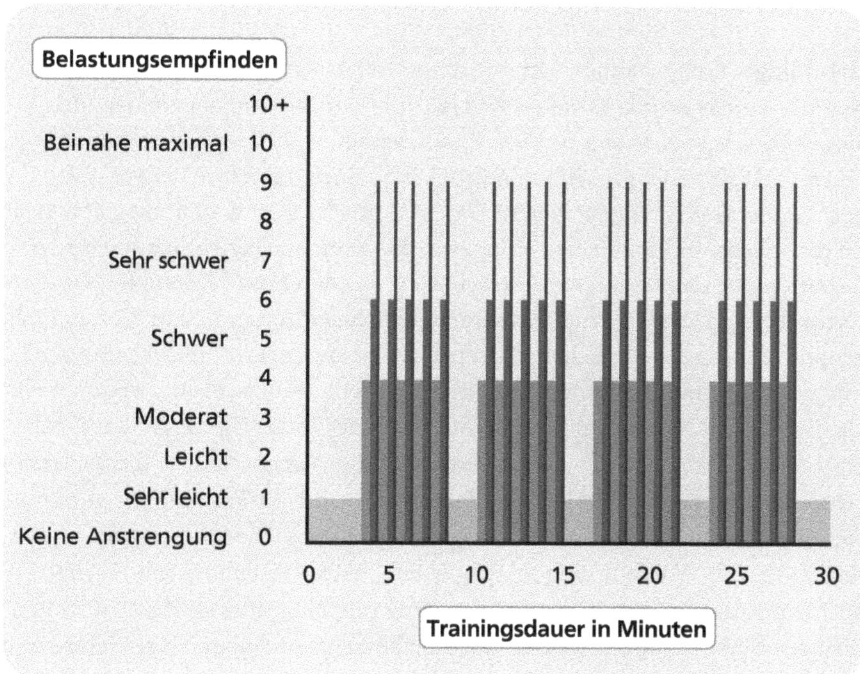

2012 veröffentlichten einige meiner ehemaligen Kollegen an der Universität Kopenhagen eine Studie zur Frage, wie sich Intervalltraining auf bereits fitte, trainierte Läufer auswirkt. Das verwendete Protokoll sieht komplex aus, ist aber relativ einfach, sobald man sein Prinzip durchschaut. Es ist außerdem zeiteffizient und hat einen hohen Spaßfaktor, weshalb Gretchen Reynolds vom Well-Blog der *New York Times* es als ihr Lieblingsworkout bezeichnet. Das Protokoll hat den zusätzlichen Vorteil, dass selbst fitte Testpersonen damit erstaunliche Fortschritte erzielten.

Spitzenintensität: 9

Dauer: 30 Minuten

Grundlage: Eine maximale Verausgabung verbessert die kardiovaskuläre Kapazität – das ist nichts Neues und leuchtet ein. Sie wird aber leider auch als sehr unangenehm empfunden. Deshalb fragten sich die Physiologen der Universität Kopenhagen: Können fitte Läufer auch dann ihre Leistung steigern, wenn sie *nicht all-out* gehen? Um die Antwort darauf zu finden, ließen sie 16 männliche und weibliche Läufer zwei- bis viermal wöchentlich trainieren. Dabei benötigten sie durchschnittlich 2:15 Stunden für 27 Kilometer. Die Kontrollgruppe änderte nichts an ihrem üblichen Programm. Für die Intervallgruppe schufen die dänischen Wissenschaftler ein ungewöhnliches Protokoll mit einem Trainingsvolumen, das um 54 Prozent reduziert war, also um mehr als die Hälfte. Nach sieben Wochen, in denen das Intervallprotokoll dreimal wöchentlich durchgeführt wurde, verglichen die Wissenschaftler die beiden Gruppen miteinander. Bei den Ausdauerläufern, die ihr Training wie gewohnt fortgesetzt hatten, waren alle Werte gleich geblieben. Die Sprinter, die auf das das 30–20–10-Workout umgestiegen waren, hatten ihre maximale Sauerstoffaufnahme um vier Prozent verbessert. Außerdem konnten sie ihre Laufzeiten über 1500 Meter um 21 Sekunden (sechs Prozent) und über 5000 Meter um 48 Sekunden (vier Prozent) verbessern; ihr systolischer Blutdruck fiel dauerhaft um fünf mmHg, und auch das »schlechte« LDL-Cholesterin nahm ab. Nicht übel für eine Gruppe bereits trainierter Athleten, die ihre Trainingsdauer halbierten!

Für wen eignet sich das Workout? Die dänischen Wissenschaftler führten ihre Studie an trainierten Läufern mit einem Durchschnittsalter von 34 Jahren durch, die vor Studienbeginn fünf Kilometer in durchschnittlich 23 Minuten zurücklegten – eine respektable Zeit. Aber das Protokoll scheint die kardiorespiratorische Fitness bei jedem zu verbessern, der es anwendet.

DAS WORKOUT

1. Wärmen Sie sich drei Minuten bei einer Intensität der Stufe 1 auf.
2. Trainieren Sie 30 Sekunden bei einer Intensität der Stufe 4.
3. Trainieren Sie 20 Sekunden bei einer Intensität der Stufe 6.
4. Trainieren Sie zehn Sekunden bei einer Intensität der Stufe 9.
5. Wiederholen Sie diesen Zyklus aus 30, 20 und zehn Sekunden Belastung vier weitere Male = fünf Minuten (plus Warm-up = acht Minuten).
6. Erholen Sie sich zwei Minuten bei einer Intensität der Stufe 1.
7. Absolvieren Sie – falls möglich – drei weitere Blöcke à 30–20–10 Sekunden.
8. Schließen Sie das Workout mit zwei Minuten leichtem Cool-down ab.

5. Fatburner

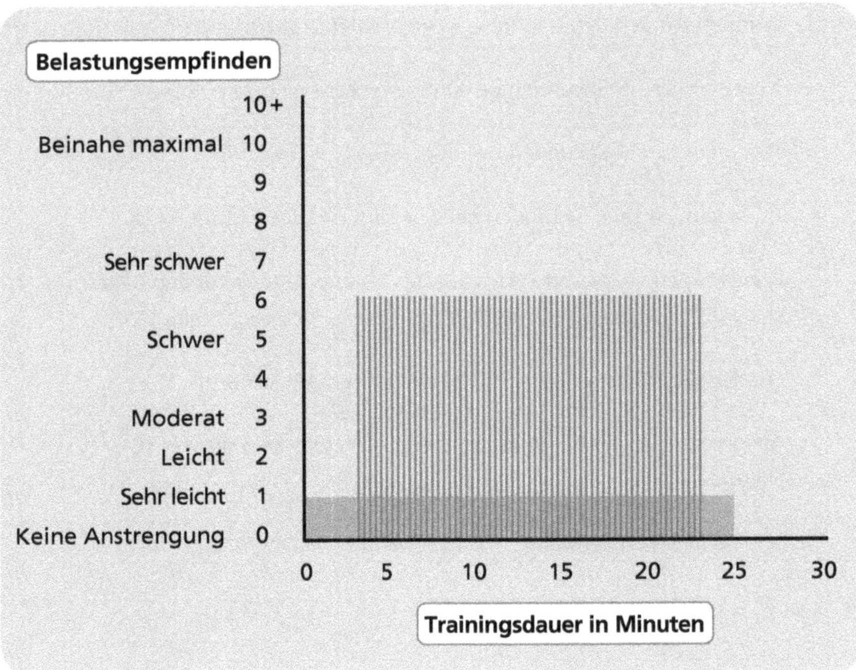

Als australische Forscher feststellten, dass Adipositas in ihrem Land beinahe epidemische Ausmaße angenommen hat und viele Fitnessprogramme wenig bis gar nicht beim Abnehmen helfen, entwickelten sie ein Protokoll für inaktive Personen, die gezielt ihren Körperfettanteil reduzieren wollen. Sie erarbeiteten in diesem Zusammenhang eine Reihe von Mikrointervallen, die herkömmlichem Ausdauertraining im Hinblick auf Fettverlust deutlich überlegen sind. Ein weiterer Vorteil: Aktuelle wissenschaftliche Publikationen zeigen, dass die meisten Leute viele kürzere Intervalle einigen wenigen, aber längeren Intervallen vorziehen. Die vorliegende Studie erfüllt diese Anforderung.

Spitzenintensität: 6

Dauer: 25 Minuten

Grundlage: In der australischen Studie von 2012, auf der dieses Protokoll basiert, absolvierten die Probanden das Workout zwölf Wochen lang dreimal wöchentlich; dies führte zu einer Steigerung der kardiorespiratorischen Fitness um 15 Prozent sowie einigen beeindruckenden Veränderungen der Körperkomposition. Die Teilnehmer nahmen im Durchschnitt 1,5 Kilogramm ab – mit Sport allein lässt sich ein solcher Gewichtsverlust normalerweise nur schwer erreichen. Noch besser war, dass der Gesamtfettanteil der Probanden durchschnittlich um zwei Kilogramm abnahm. Mit dem Workout nahmen Sie am Bauch 6,6 Prozent und am Rumpf 8,4 Prozent Fett ab. Dieses Format besteht aus vergleichsweise einfachen Sprintintervallen mit einer Intensität der Stufe 6. Eine ältere Studie über 15 Wochen, die an demselben australischen Labor durchgeführt wurde, erhöhte die Sprintintensität auf 10+ (*all-out*). Dies führte zu einem Fettverlust von 2,5 Kilogramm und einer Steigerung der kardiorespiratorischen Fitness um 24 Prozent.

Für wen eignet sich das Workout? Die Studie von 2012 wurde an übergewichtigen, inaktiven jungen Männern durchgeführt, während die ältere, intensivere Studie inaktive junge Frauen mit einem BMI von über 30 (stark übergewichtig) als Probanden verwendete. Aber vermutlich ziehen auch gesunde Populationen einen Nutzen aus dem Protokoll. Lassen Sie sich von der grafischen Darstellung dieses Workouts nicht abschrecken; die maximale Belastungsintensität liegt bei Stufe 6, sie ist also nicht zu hart. Außerdem sind die Sprints mit acht Sekunden sehr kurz, und die zwölf Sekunden Erholung helfen enorm. Selbst wenn Sie das Intensitätsniveau erhöhen, ist dieses Protokoll weniger schmerzhaft und leichter umsetzbar, als es auf den ersten Blick scheint.

DAS WORKOUT

1. Für dieses Protokoll ist entscheidend, die acht Sekunden Belastung und zwölf Sekunden Erholung exakt zu stoppen. Wenn Radfahrer das Workout auf einem Fahrradergometer durchführen oder Läufer auf einer Aschenbahn, empfiehlt sich eine Stoppuhr oder eine Intervalltrainings-App, bei der man die Dauer jeweils einstellen kann. Wenn Sie auf diese Hilfsmittel verzichten wollen, können Sie natürlich die verstrichene Zeit einfach mitzählen.
2. Sobald Sie diese Vorbedingungen geklärt haben, wärmen Sie sich drei Minuten bei einer Intensität der Stufe 1 auf.
3. Trainieren Sie acht Sekunden bei einer Intensität der Stufe 6.
4. Erholen Sie sich zwölf Sekunden bei einer Intensität der Stufe 1.
5. Absolvieren Sie – falls möglich – diese 20-Sekunden-Intervalle 60-mal; bei drei Intervallen pro Minute kommen Sie so auf eine Dauer von 20 Minuten.
6. Schließen Sie das Workout mit zwei Minuten leichtem Cool-down ab.

6. Klassischer Wingate-Test

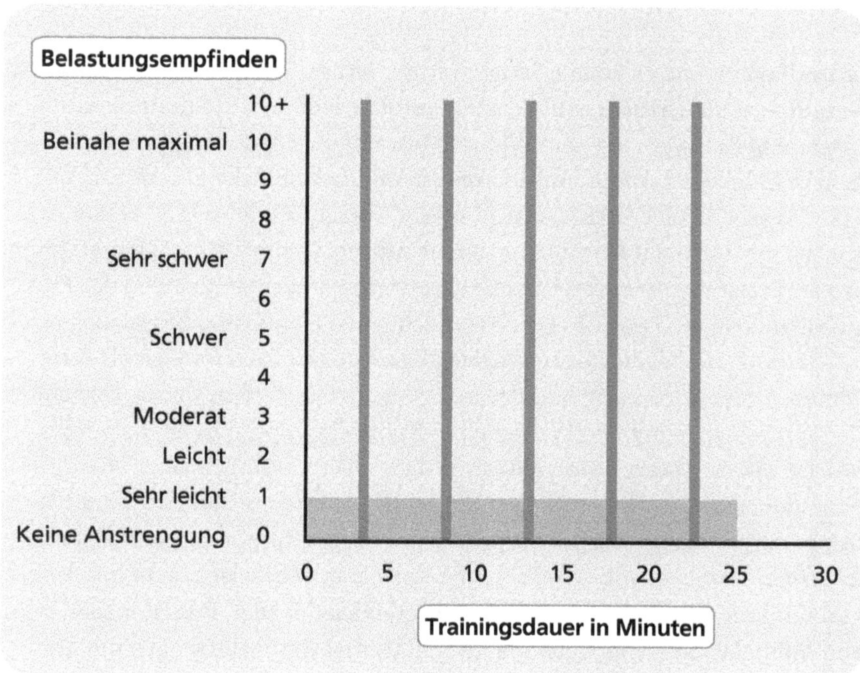

Dies ist das ursprüngliche Protokoll, das 2005 und 2008 so viel mediale Aufmerksamkeit auf sich zog. Mein Labor konnte damit nachweisen, dass das Workout dieselben Vorteile bietet wie zehnmal so viel Ausdauertraining mit gleichbleibendem Tempo. Sofern man sich dabei völlig verausgabt, bleibt das Protokoll ein wirksames und effizientes Mittel, um fit zu werden – und zu bleiben. Zerbrechen Sie sich nicht den Kopf über die Gestaltung der Erholungsphasen; wenn Sie sich in den Sprints verausgaben, werden Sie sowieso nichts anderes tun, als nach Luft zu schnappen. Das Entscheidende an diesem Workout ist die Intensität der Belastungsphasen, die so hoch wie möglich sein sollte.

Spitzenintensität: 10+

Dauer: 25 Minuten

Grundlage: Wenn es um die Steigerung der Fitness geht, ist eine *All-out*-Belastung extrem wirksam – und dieses Protokoll half uns, das Konzept zu verstehen. Es basiert auf dem Wingate-Test mit 30-Sekunden-Sprints auf dem Standfahrrad. Diese sind anstrengend und entsprechend wirksam. Das Trainingsprotokoll besteht aus fünf *All-out*-Sprints, die jeweils 30 Sekunden dauern, pro Workout kommt man somit auf gerade einmal 2,5 Minuten intensivster Belastung. In unserer Studie absolvierten unsere Probanden das Protokoll dreimal wöchentlich. Dies entspricht einer Gesamttrainingsdauer von 1,5 Stunden, wobei die hochintensiven Belastungsphasen weniger als zehn Minuten davon ausmachen. Nach sechs Wochen verglichen wir die Ergebnisse der Sprintgruppe mit den Werten einer Kontrollgruppe, die ebenfalls sechs Wochen an der Intervention teilnahm, dabei allerdings fünfmal wöchentlich ein moderat-intensives Ausdauertraining absolvierte und auf eine wöchentliche Trainingsdauer von 4,5 Stunden kam. Die Sprintprobanden erzielten dieselben Verbesserungen der aeroben Kapazität, Muskelausdauer und Fettverbrennung wie die herkömmlich trainierenden Sportler. Das ist insofern ein verblüffendes Ergebnis, wenn man bedenkt, dass die Sprintgruppe nur ein Drittel so viel Zeit investierte wie die Ausdauergruppe.

Für wen eignet sich das Workout? Wingates eignen sich nicht für jedermann. Wir führten die Studie ursprünglich an fitten Männern durch, die Mitte 20 waren. Seither haben andere Studien belegt, dass das Protokoll auch bei Übergewichtigen bzw. Fettleibigen eine Reihe metabolischer und vaskulärer Risikofaktoren verbessert. Wenn aerobe Workouts neu für Sie sind, schlage ich vor, dieses Protokoll zurückzustellen, bis Sie bereits leichtere Intervallworkouts wie den Anfänger und das 10 mit 1 beherrschen.

DAS WORKOUT

1. Wärmen Sie sich drei Minuten bei einer Intensität der Stufe 1 auf.
2. Sprinten Sie 30 Sekunden bei einer Intensität der Stufe 10+.
3. Erholen Sie sich 4,5 Minuten bei einer Intensität der Stufe 1.
4. Wiederholen Sie dieses Intervall vier weitere Male, um auf insgesamt fünf Sprints zu kommen.
5. Schließen Sie das Workout mit zwei Minuten leichtem Cool-down ab.

7. 10 mit 1

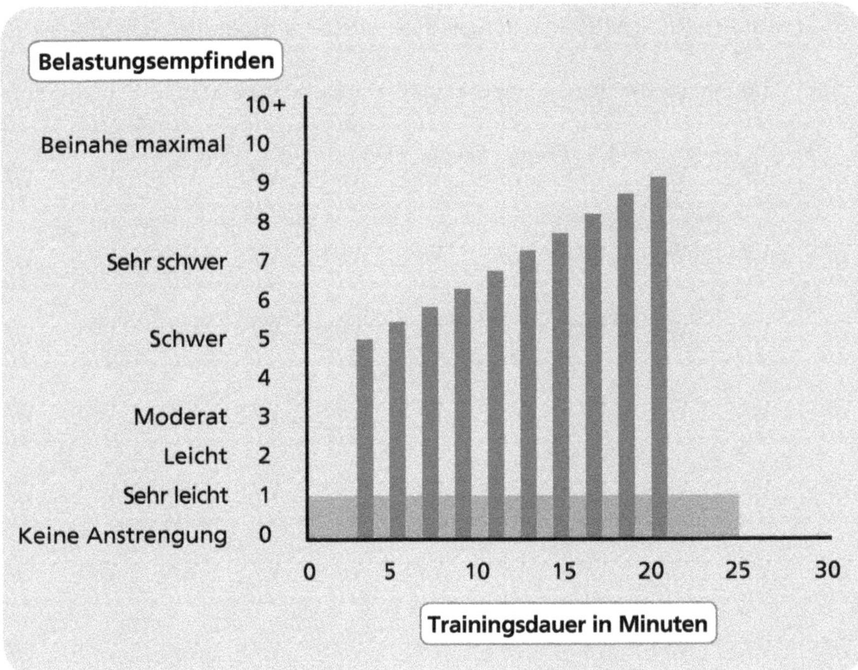

All-out-Wingates sind nicht für jeden geeignet. Deshalb hat sich mein Labor eine weniger intensive Variante ausgedacht, die jedoch ähnliche Fitnessvorteile bietet wie der klassische Wingate-Test. Sie ist immer noch kurz und kompakt, aber besser für Anfänger und Übergewichtige geeignet. Außerdem ist es leichter, sich das Schema von einer Minute Belastung und einer Minute Erholung zu merken.

Spitzenintensität: 9

Dauer: 25 Minuten

Grundlage: Mein Labor fing etwa 2010 an, eine leichtere Version des Wingate-Tests zu entwickeln. Dabei experimentierten wir zunächst mit der Sprintdauer und Leistung, bis wir 2013 schließlich auf das 10-mit-1-Format kamen. Unsere Studie ergab, dass man seinen Körperfettanteil senken und seine Fitness steigern kann, wenn man dieses Protokoll dreimal wöchentlich über einen Zeitraum von sechs Wochen ausführt. Meine Kollegin Maureen MacDonald verglich eine HIIT-Gruppe, die das 10-mit-1-Protokoll anwendete, mit einer Ausdauergruppe, die zweimal wöchentlich ein 50-minütiges *Steady-State*-Training machte. Die Sprintgruppe trainierte nur halb so lange wie die Ausdauergruppe. Trotz des deutlich geringeren Zeitaufwands verbesserten beide Gruppen ihre aerobe Kapazität und arterielle Gesundheit in ähnlichem Ausmaß – ein vielversprechendes Ergebnis, wenn man bedenkt, dass viele Herzpatienten Zeitmangel als Hauptgrund dafür angeben, warum sie sich nicht an die Trainingsempfehlungen ihres Kardiologen halten.

Für wen eignet sich das Workout? Die Studie, die 2013 in meinem Labor durchgeführt wurde, testete dieses Format an inaktiven Frauen, die Übergewicht hatten und Mitte bis Ende 20 waren. MacDonalds Studie wendete das Protokoll an Personen der Altersgruppe 60+ an, die an kardiovaskulären Problemen litten. Wir konnten auch belegen, dass es rasch den Blutzucker älterer Typ-2-Diabetiker senkt. Das Format macht außerdem Spaß, ist leicht und kann von praktisch jedem angewendet werden, der für ein intensives Workout grundsätzlich gesund genug ist.

DAS WORKOUT

1. Wärmen Sie sich drei Minuten bei einer Intensität der Stufe 1 auf.
2. Sprinten Sie eine Minute bei einer Intensität der Stufe 5.
3. Erholen Sie sich eine Minute bei einer Intensität der Stufe 1.
4. Sprinten Sie eine Minute bei einer etwas höheren Intensität als im letzten Intervall.
5. Absolvieren Sie insgesamt zehn Sprints mit kontinuierlich steigernder Intensität. Der letzte Sprint sollte bei einer Intensität der Stufe 9 erfolgen.
6. Schließen Sie das Workout mit zwei Minuten leichtem Cool-down ab.

8. Midwestern

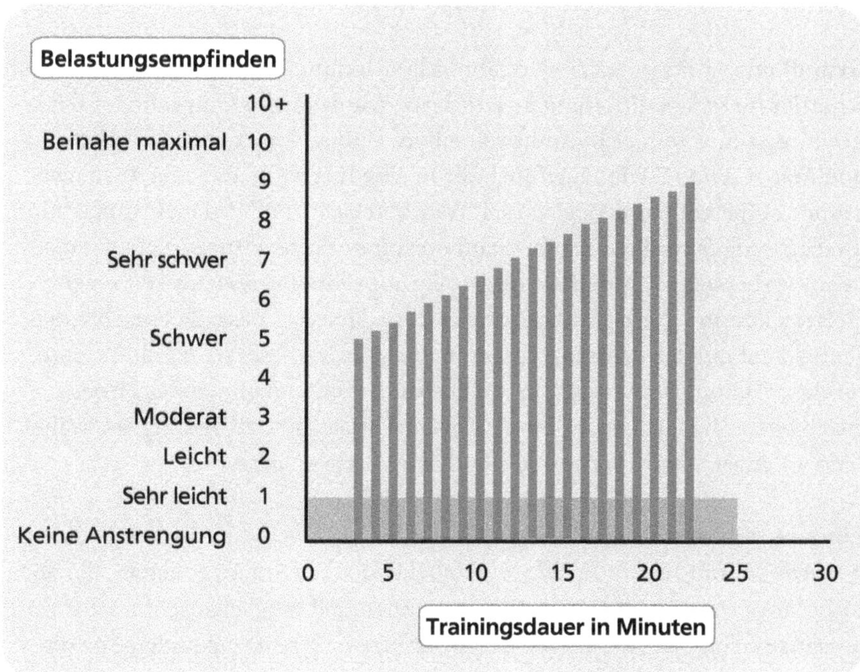

Der klassische Wingate-Test besteht zwar aus 30-Sekunden-Sprints, aber das heißt nicht, dass jeder Sprint eine schmerzhafte *All-out*-Belastung sein muss. Senken Sie die Intensität und erhöhen Sie dafür die Anzahl der Sprints und ihre Frequenz – und heraus kommt der Midwestern: ein einprägsames, flexibles und kurzweiliges Protokoll mit einigen sehr einzigartigen, aber hochwirksamen Eigenschaften.

Spitzenintensität: 9

Dauer: 25 Minuten

Grundlage: Anfang der 1990er-Jahre, als sich nur eine Handvoll Sportwissenschaftler für Intervalltraining interessierte, wurde an der University of Illinois in Chicago eine Vergleichsstudie mit einem Dutzend untrainierter Männer und Frauen Ende 20 durchgeführt, die in eine Intervall- und eine Ausdauergruppe aufgeteilt wurden. Nach acht Wochen hatte die Ausdauergruppe mit ihrem *Steady-State*-Training ihre kardiorespiratorische Fitness nicht signifikant verbessert, während die Intervallgruppe ihre Fitness um 16 Prozent steigern konnte. Das eigentlich Interessante daran ist, dass die Forscher den Tretwiderstand des Fahrradergometers progressiv erhöhten, damit die empfundene Trainingsintensität für die Probanden mit zunehmender Fitness gleich blieb. Die Fitness der Intervallgruppe stieg dadurch deutlich an, während die Ausdauergruppe nur leichte Fortschritte erzielte.

Für wen eignet sich das Workout? Wie das »10 mit 1«- ist auch das Midwestern-Training ein Intervallprotokoll, das sich für Anfänger eignet, die noch nicht lange trainieren und ihre Fitness schnell und möglichst schmerzlos verbessern wollen. Die hier verwendeten submaximalen 30-Sekunden-Sprints sind einigermaßen erträglich.

DAS WORKOUT

1. Wärmen Sie sich drei Minuten bei einer Intensität der Stufe 1 auf.
2. Sprinten Sie 30 Sekunden bei einer Intensität der Stufe 5. Am Ende des Sprints sollte Ihre Atmung beschleunigt sein.
3. Erholen Sie sich 30 Sekunden bei einer Intensität der Stufe 1.
4. Absolvieren Sie 20 Sprints mit kontinuierlich steigernder Intensität. Es ist nicht weiter problematisch, wenn Sie auf Anhieb nicht so viele Intervalle schaffen – wenn Sie sich an dieses Protokoll halten, werden Sie bald Fortschritte erzielen.
5. Schließen Sie das Workout mit zwei Minuten leichtem Cool-down ab.

DIE WICHTIGSTEN PUNKTE BEI DER ENTWICKLUNG VON HIIT-WORKOUTS

Seien wir einmal ehrlich: Wenn Sie keinen Trainer haben, der Sie bei der Stange hält (oder Studenten, die Sie im Rahmen einer Studie betreuen), ist es schwer, sich akribisch an jedes Trainingsprotokoll zu halten. Ihnen wird es nicht anders gehen. Nach einer Weile fangen Sie an, sich zu langweilen, es stellt sich ein Trainingsplateau ein, und in einer solchen Phase kann ein wenig Abwechslung wahre Wunder bewirken. Wenn Sie Ihre eigenen Trainingsprotokolle gestalten, können Sie Elemente der eben vorgestellten Workouts verwenden. Bedenken Sie aber Folgendes:

1. Von nichts kommt nichts

Es lässt sich nicht ändern: Wenn Sie von den Vorteilen eines zeitsparenden Workouts profitieren wollen, müssen Sie an Ihre Grenzen gehen. Oder um einen Satz zu paraphrasieren, den Izumi Tabata in seiner 1996 erschienen Abhandlung schrieb: Je härter das Training, umso zeitsparender und wirksamer die Fitnessvorteile des Workouts. Das heißt nicht, dass Sie jedes Mal auf der Laufbahn oder im Fahrradsattel das Letzte aus sich herauspressen müssen. Ihnen sollte aber klar sein, dass Sie mit zunehmender Trainingsintensität größere gesundheitliche Fortschritte und Leistungssteigerungen erzielen.

2. Athleten sollten länger sprinten …

Viele Sportwissenschaftler und Trainer vertreten die Auffassung, dass sich intensive Intervalle mit einer Dauer von drei bis fünf Minuten für eine Steigerung der kardiorespiratorischen Fitness besser eignen. Wenn Sie also länger und schneller laufen, Rad fahren oder schwimmen wollen, ohne an Kurzatmigkeit zu leiden, sollten Sie einige Sessions nach diesem Ansatz absolvieren.

3. … aber kürzere Sprints machen mehr Spaß

Eine Studie, die Mary Jung und Jon Little vom Okanagan Campus der University of British Columbia in Zusammenarbeit mit Forschern der University of South Florida durchführten, ergab vor Kurzem, dass vormals inaktive Übergewichtige ein Intervalltraining mit häufigeren, aber kürzeren Belastungen bevorzugten (statt eine kleinere Anzahl von Sprints, die dafür länger dauerten), obwohl in beiden Workouts insgesamt die gleiche Menge an physikalischer Arbeit verrichtet wurde. Fazit: Kurze Intervalle sind möglicherweise besser geeignet, um Anfänger bei der Stange zu halten.

4. Versuchen Sie, Ihr Training über den Tag zu verteilen

Wir haben uns daran gewöhnt, unser Workout auf eine bestimmte Tageszeit zu legen, zum Beispiel vor dem Frühstück oder nach der Arbeit. Aber eine neuseeländische Studie von 2014 zeigte, dass Typ-2-Diabetiker ihren Blutzucker besser kontrollieren konnten, wenn sie ihre Sprints über den Tag verteilten, statt alle Intervalle en bloc zu machen. Das scheint logisch zu sein. Wenn die Muskeln arbeiten, verwenden sie Glykogen als Energiequelle, und sobald diese Speicher ausgeschöpft sind, bedient sich das Muskelgewebe beim Zucker im Blut – wodurch gesundheitliche Risiken wie Insulinresistenz abnehmen. Fazit: Periodisch auftretende, über den Tag verteilte Trainingsschübe könnten sich für Sie – je nachdem, welche Ziele Sie verfolgen – besser eignen als ein längeres Workout.

5. Abwechslung ist wichtig

Ich kann es nicht oft genug wiederholen: Einer der größten Vorteile des Intervalltrainings ist seine unendliche Vielseitigkeit. Traditionelles Ausdauertraining ist völlig in Ordnung, wenn Sie die Zeit dafür haben, aber die Auswahl der Aktivitäten, die man im Rahmen eines kontinuierlichen Trainings in moderatem Tempo ausführen kann, ist begrenzt. Es gibt hingegen unendlich viele Übungen, die man in Intervalle einbeziehen kann. Und wenn man sich nicht langweilt, macht das Training mehr Spaß. Versteifen Sie sich also nicht auf ein spezielles Protokoll. Je nachdem, wie gesund und fit Sie sind, können Sie machen, worauf Sie gerade Lust haben – oder sich Ihre eigenen Workouts ausdenken.

7

DIE SUCHE NACH DER KLEINSTEN WIRKSAMEN DOSIS – VIER WIRKUNGS-VOLLE MIKROWORKOUTS

Während ich die letzten Korrekturen an diesem Buch vornahm, erhielt ich noch eine Mail von Andy Magness, einem Abenteuerläufer, der ursprünglich in North Dakota beheimatet war und jetzt auf der Südinsel Neuseelands lebt. Zu Beginn seiner sportlichen Laufbahn schnitt er in 50-Meilen-Ultramarathons und Abenteuerläufen gut ab, bei denen er bis zu zehn Tage in den unwirtlichsten Gegenden der Welt unterwegs war. 2007 wurde er jedoch Vater, und damit nahmen seine familiären Verpflichtungen zu – wie ich am Anfang dieses Buchs beschrieb, ging es mir vor einigen Jahren ähnlich. Andy schaffte es nicht mehr, zehn bis 15 Stunden pro Woche zu trainieren, aber er wollte weiterhin an Abenteuerläufen teilnehmen.

Die Lösung für dieses Problem war hochintensives Intervalltraining. Heute nimmt Andy immer noch jedes Jahr an einem halben Dutzend Wettläufen teil, unter anderem am über 100 Kilometer langen Frozen Otter Ultra Trek in Wisconsin oder an der teambasierten Abu Dhabi Adventure Challenge, die sich über rund 400 Kilometer erstreckt und sechs Tage dauert.

Für derartige Einsätze trainiert Magness gerade einmal 30 Minuten pro Woche.

Was ist die kleinste wirksame Dosis? Diese Frage wird mir ständig gestellt. Ich stehe am Rednerpult und halte auf einer Konferenz einen Vortrag. Danach hat das Publikum die Gelegenheit, mir Fragen zu stellen, und oft ist die erste Frage, die ich zu hören bekomme: »Was ist das Minimum, mit dem man wegkommt?« Oder so ähnlich.

Gemeint ist: Wie hoch bzw. niedrig ist die minimale Trainingsdosis, mit der man trotzdem noch einen signifikanten Effekt erzielt, um möglichst lange gesund zu bleiben?

In der Ultramarathonszene ist Andy Magness mit seinem extrem überschaubaren Trainingspensum vermutlich eine Ausnahme. Googeln Sie ihn – er ist überall im Internet und hat ein E-Book über seine intervallbasierten Trainingsmethoden veröffentlicht. Für den Rest von uns – alle jene, die einfach nur in Form kommen und fit bleiben wollen – lautet die (auf aktuellen wissenschaftlichen Erkenntnissen beruhende) Antwort: eine Minute. Eine Minute Vollgas. Sie absolvieren einen 20-Sekunden-Sprint bei maximaler Intensität und lassen zwei weitere Wiederholungen folgen, sodass Sie auf insgesamt drei Sprints kommen. Glückwunsch. Sie haben soeben das wirksamste Workout abgeschlossen, das es gibt.

Ich bin sehr zuversichtlich, dass eine Minute ausreicht, weil wir soeben eine Studie veröffentlicht haben, die gezeigt hat, dass Menschen, die dreimal in der Woche eine Minute *all out* gehen, mit einem wöchentlichen Zeitaufwand von insgesamt 30 Minuten in drei Monaten dieselben Verbesserungen erzielen wie Leute, die sich an die Nationalen Empfehlungen für Gesundheit halten und 150 Minuten pro Woche ein kontinuierliches, moderat-intensives Training absolvieren.

Der Grund für dieses erstaunliche Ergebnis: Intensität ist wichtiger als Dauer. Im Hinblick auf die gesundheitlichen Vorteile ist es wesentlich zeitsparender, kurz und intensiv statt lange und leicht zu trainieren.

Das liegt am metaphorischen Schalter im Körper, den wir in Kapitel 3 bereits erklärt haben. Der Schalter, der die Trainingsvorteile des Körpers aktiviert: mehr Mitochondrien in den Muskelzellen, eine höhere Pumpleistung des Herzens, elastischere Gefäße. Sie erinnern sich, dass man den Schalter auf zwei Arten umlegen kann. Der traditionellen Methode zufolge bewegt man sich lange bei moderater Intensität in kontinuierlichem Tempo. Die zunehmende Leerung der Energiespeicher löst eine Reihe von Anpassungen aus. Je länger man auf diese Weise trainiert, umso größer die Wirkung.

Wir wissen aber mittlerweile, dass es eine andere, schnellere Methode gibt, um diesen Schalter umzulegen. Statt die Energiespeicher andauernd und langsam zu leeren, leert man sie schnell. Es geht also weniger um die absolute Größe des Energiespeichers, sondern vielmehr um die Rate oder Geschwindigkeit, mit der man seine Vorräte aufbraucht. Je schneller man sie erschöpft, umso besser. Wenn es Ihnen gelingt, Ihre Energiespeicher *wirklich schnell* zu leeren, erzielen Sie eine Menge Trainingswirkungen. Die größte Wirkung in der kürzesten Zeit stellt sich ein, wenn Sie im Rahmen Ihrer Möglichkeiten möglichst hart trainieren und diese Belastung einige Male wiederholen, also mehrere Intervalle in Folge ausführen.

Wenn Sie den Schalter mit dieser Methode umlegen wollen, ist die *Dauer* des Workouts nebensächlich. Wichtiger ist die *Intensität*. Wenn Sie hart genug trainieren und Ihre Energiespeicher schnell genug leeren, können Sie in kürzester Zeit bemerkenswerte Resultate erzielen.

Viele tun sich mit diesem Konzept anfangs schwer, weil es unserem althergebrachten Wissen über Trainingsvorteile widerspricht. Es scheint kaum vorstellbar, dass eine Handvoll Sprints genauso effektiv sein können wie ein langer Dauerlauf oder eine ausgedehnte Fahrradtour. Daher verwende ich gern eine Analogie. Stellen Sie sich den körpereigenen Auslöser der Trainingsvorteile als Pilot auf einem Langstreckenflug vor. Sagen wir, eine Boeing 747 fliegt von New York nach London und ist bereits drei Stunden in der Luft. Hinsichtlich des Treibstoffvorrats können zwei gravierende Probleme auftreten: Der Pilot stellt fest, dass dem Flugzeug der Treibstoff ausgeht. Das ist natürlich beunruhigend. In diesem Fall wird die Maschine es nicht bis Heathrow schaffen. Diese Information führt dazu, dass im Flugzeug diverse Maßnahmen eingeleitet werden. Die Passagiere kehren zu ihren Sitzen zurück, die Sauerstoffmasken fallen von der Decke, solche Dinge eben.

Der Pilot könnte aber auch feststellen, dass sich die Treibstofftanks rasch leeren. Er sieht zum Beispiel, wie die Tankanzeige in ein oder zwei Minuten von voll auf halb voll sinkt. In diesem Tempo ist der Tank leer, bevor das Flugzeug in Heathrow landet. Auch diese Information löst eine Reihe von Maßnahmen aus.

Der körpereigene Trainingsregler ist wie der Pilot, nur dass er Änderungen vornimmt, wenn er besorgt ist. »Dieser Körper trainiert schon so lange, dass die Energiespeicher bald leer sein werden!«, warnt der Regler. Oder: »Dieser Körper trainiert so hart, dass sich seine Energiespeicher schnell leeren!« In beiden Fällen wird der Trainingsregler aktiviert, weshalb der Körper Änderungen vornimmt, um die negativen Auswirkungen des Energieverlusts auszugleichen, Veränderungen wie die Stärkung des Herzens oder die Vermehrung der Mitochondrien. Das ist der Effekt des Trainings.

Die folgende Grafik verdeutlicht diesen Vorgang. Je härter Sie trainieren, umso effektiver ist Ihr Workout pro Zeiteinheit. Dabei ist es nebensächlich, wie lange Sie Sport treiben; wichtiger ist, wie *hart* Sie trainieren. Auch wenn Sie keine Zeit für ein stundenlanges Ausdauerworkout haben, können Sie mit kurzen, aber anstrengenden Intervallen in wenigen Minuten dieselben Effekte erzielen.

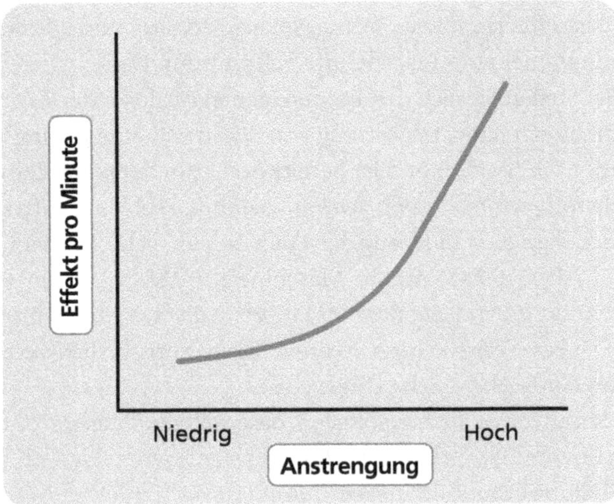

DIE WISSENSCHAFT HINTER DEM PRINZIP »INTENSITÄT VOR DAUER«

Was uns dazu veranlasst hat, die Bedeutung von Intensität über die Dauer zu stellen, ist als epidemiologische Studie bekannt: ein komplizierter Begriff für ein im Grunde recht einfaches Konzept. Bei solchen Studien werden viele Menschen über einen längeren Zeitraum beobachtet. Dann korrelieren die Wissenschaftler die Lebensgewohnheiten der Teilnehmer mit ihrem Gesundheitszustand. Wenn genügend Studienteilnehmer vorhanden sind – zum Beispiel Tausende –, lassen sich bestimmte Schlussfolgerungen ziehen: Die Leute, die dieses taten, leben in der Regel länger als Leute, die jenes taten.

Das Prinzip der *Intensität vor Dauer* wurde in zahlreichen wichtigen Studien der letzten Jahre belegt. Nehmen wir einmal die Kopenhagener Herzstudie, die das Prinzip auf zwei Arten veranschaulichte. 1976 begann die Studie mit beinahe 20 000 Kopenhagenern, die über 25 Jahre hinweg beobachtet wurden.

Die Forscher werteten die von den Teilnehmern bereitgestellten Informationen über ihre Lebensweise aus und brachten sie in einen Zusammenhang mit den Todesursachen. Dadurch konnten sie den relativen gesundheitlichen Nutzen bestimmter Lebensgewohnheiten beurteilen – zum Beispiel Spazierengehen. Bezüglich der Gehgewohnheiten ihrer Probanden stellten der dänische Studienleiter Peter Schnohr und sein Team etwas Interessantes fest: Vielgeher lebten nicht wesentlich länger als Weniggeher. Es konnte aber eindeutig festgestellt werden, dass Schnellgeher länger lebten. Je schneller eine Person ging, umso höher war ihre Lebenserwartung. Die zurückgelegte Strecke spielte dabei keine wesentliche Rolle.

Fünf Jahre später bestätigte eine andere Arbeit dasselbe Phänomen in Bezug auf Radfahren. Viele Kopenhagener sind mit dem Fahrrad unterwegs. Als ich damals in Bengt Saltins Labor tätig war, konnte ich mich selbst davon überzeugen. Wie in der zuvor erwähnten Studie, in der das Gehen im Mittelpunkt stand, stellten die Forscher fest, dass es hinsichtlich der Gesundheit und Lebenserwartung der Probanden keine Rolle spielte, wie viele Kilometer sie pro Tag mit dem Fahrrad zurücklegten. Wichtiger war, wie *schnell* sie fuhren. Wenn sie regelmäßig fest in die Pedale traten, selbst für eine kurze Dauer, hatten die Probanden in der Regel eine höhere Lebenserwartung. Männer, die schneller Rad fuhren, lebten im Durchschnitt 5,3 Jahre länger als ihre langsameren Geschlechtsgenossen; schnell fahrende Frauen lebten im Durchschnitt 3,9 Jahre länger als langsame Radfahrerinnen. Es ließ sich aber absolut kein Bezug zur *Dauer* des Radfahrens feststellen.

Andere Studien weisen in dieselbe Richtung. Eine Studie aus Taiwan von 2011, die in *The Lancet* erschien, wurde an über 400 000 Personen durchgeführt, und es stellte sich heraus, dass 60 Minuten moderat-intensiver körperlicher Aktivität pro Tag das allgemeine Sterberisiko um etwa 25 Prozent senkte. Ein beachtlich hoher Wert! Aber das galt auch für diejenigen, die nur 15 Minuten täglich aktiv waren, sofern sie *energisch* trainierten.

Wie wendet man also das Prinzip »Intensität vor Dauer« an? Darum geht es weiteren Verlauf dieses Kapitels. Ich zeige Ihnen, wie Sie das Prinzip anwenden können, um Ihr Training optimal zu nutzen und gleichzeitig Zeit zu sparen, Ihre Workouts effizienter zu gestalten und dabei Ihre Leistungsfähigkeit zu steigern. Ich hoffe, dass diese Prinzipien mehr Menschen dazu motivieren werden, sich körperlich zu betätigen und so von zahlreichen gesundheitlichen Vorteilen zu profitieren.

WIE MAN AUF EINE MINUTE KOMMT

Unter Berücksichtigung der epidemiologischen Belege dafür, dass die Intensität des Trainings wichtiger als seine Dauer ist, entwickelte ich 2014 mit studentischen Hilfskräften unser bis dato kürzestes und wirkungsvollstes Workout. Wir orientierten uns an einer britischen Studie aus dem Jahr 2011, die das Konzept der minimalen Trainingsdosis aufgriff, die für die Verbesserung der Gesundheit notwendig ist. In dieser Studie warf der Hauptautor Richard Metcalfe, damals noch Student an der schottischen Heriot-Watt University, einen Blick auf das Workout »Klassischer Wingate-Test«, das mein Labor ausgearbeitet hatte und aus sechs 30-Sekunden-Sprints bei maximaler Intensität besteht.

Es ist verdammt hart, 30 Sekunden *all-out* zu gehen, dachte sich Metcalfe. *Esquire*-Redakteur A. J. Jacobs schrieb in seinem Artikel: »Es ist so, als würden Ihre Beine ein Kind gebären. Als wären Ihre Waden nach acht Martinis sternhagelvoll.« Also fragte sich Metcalfe, ob es möglich sei, die meisten Vorteile des Wingate-Tests zu erzielen, ohne dabei so zu leiden.

Unser eigener Lösungsansatz brachte das 10-mit-1-Protokoll hervor, das bei vielen verschiedenen Zielgruppen eine gute Wirkung zeigte. Es dauert inklusive Warm-up und Cool-down 25 Minuten. Die britischen Forscher wollten diesen Zeitaufwand noch unterbieten. Die Vorteile von intensivem Training sind ihrer Auffassung zufolge darauf zurückzuführen, dass eine hohe körperliche Verausgabung *alle* Muskelfasern fordert, wodurch sich die Energiespeicher in den Muskelzellen schnell leeren. Metcalfe und seine Kollegen erkannten, dass sich die Energiespeicher in den ersten 15 Sekunden am stärksten leerten. Danach häufen sich metabolische Nebenprodukte an, die die Energieversorgung sogar bremsen – was einer der Gründe dafür ist, warum das Sprinten nach einer Weile so schmerzhaft wird. Was ist also mit *All-out*-Sprints, die nur *20* Sekunden dauern? Die wären vermutlich ähnlich effektiv wie die 30-Sekunden-Sprints, würden aber sicher weniger schmerzhaft sein.

Metcalfe entwickelte ein Protokoll, das aus zwei 20-Sekunden-Sprints besteht und inklusive Warm-up, Erholungsphasen und Cool-down gerade einmal zehn Minuten dauert. Er nannte es *Reduced-Exertion High-Intensity Training* oder REHIT. Eine Gruppe aus jungen, gesunden, aber vergleichsweise unfitten Personen absolvierte Metcalfes Workout dreimal wöchentlich über sechs Wochen; die männlichen Probanden konnten ihre kardiorespiratorische Fitness um 15 Prozent verbessern, die weiblichen Probanden um zwölf Prozent. Ein beachtliches Ergebnis.

Wir waren so fasziniert, dass wir eigene Untersuchung über die Vorteile von 20-Sekunden-Sprints durchführen wollten. Wir ließen uns dabei unter anderem von dem Protokoll inspirieren, das Izumi Tabata 1996 entwickelt hatte und aus acht 20-Sekunden-Sprints besteht, nur dass die Erholungsphasen bei Tabata zehn Sekunden dauern, wodurch sich eine Workoutdauer von vier Minuten ergibt. Tabata-Workouts werden wegen der minimalen Erholung als geradezu brutal empfunden.

In unserem Labor dachten wir uns ein Protokoll aus, das zwar ein wenig, aber nicht zu viel Erholung bietet, weil sie vielleicht gar nicht notwendig ist und sich ungünstig auf den Gesamtzeitfaktor auswirkt, der für uns von vornherein im Mittelpunkt stand. Als wir unsere Studie ausarbeiteten, griffen wir auf dieselben 20-Sekunden-Sprints wie Metcalfe und Tabata zurück, die wir allerdings leicht modifizierten.

Zuerst überlegten wir uns, wie viele Wiederholungen nötig waren. Ein Intervall war zwingend notwendig, so viel war klar. Aber kommen Sie schon. Wir reden hier von 20 Sekunden. Wir konnten unsere Probanden doch sicher um mehr bitten. Denken Sie an die beiden Grafiken im ersten Kapitel. Sie zeigten, dass das aerobe Energiesystem mit jedem weiteren Sprint stärker gefordert wird. Allerdings unterliegen Sprints dem Gesetz der abnehmenden Erträge. Je mehr man macht, umso weniger zusätzliche Vorteile erzielt man. Mit wie vielen Wiederholungen würde man also den Vorteil maximieren, während man gleichzeitig Schmerz und Zeitaufwand auf ein Minimum reduziert?

Wir kamen zu dem Schluss, dass drei Wiederholungen das Maß der Dinge waren. Wir banden sie in ein Workout ein, das von Anfang bis Ende zehn Minuten dauerte. Also zwei Minuten Warm-up, dann drei 20-Sekunden-Sprints und schließlich drei Minuten Cool-down. Wir hatten eine Gruppe von Probanden, die das One-Minute-Workout über einen Zeitraum von sechs Wochen dreimal wöchentlich absolvierten. Unsere Studie war akkurater als Metcalfes erste Versuche mit 20-Sekunden-Workouts, weil wir Muskelbiopsien entnahmen und weitere Werte berücksichtigten, um die Veränderung von Muskelzellen der Probanden zu untersuchen. Die wichtigsten Ergebnisse waren ein Anstieg der kardiorespiratorischen Fitness um zwölf Prozent sowie eine Abnahme des arteriellen Ruheblutdrucks um sieben Prozent. Die Studie erregte große mediale Aufmerksamkeit und wurde im ersten Jahr, in dem sie in der Fachzeitschrift *PLOS One* veröffentlicht wurde, über 50 000-mal abgerufen.

In einem Experiment, das über zwölf Wochen dauerte und somit doppelt so lange war, verglichen wir eine Sprintgruppe, die sich drei Minuten pro Woche stark verausgabte und deren Workouts in ein Protokoll eingebunden waren, das insgesamt 30 Minuten pro Woche dauerte, mit einer Gruppe, die sich an die Nationalen Empfehlungen für Gesundheit hielt und 150 Minuten pro Woche Ausdauertraining machte.

Erstaunlicherweise stellte sich heraus, dass beide Gruppen mit ihrem Training dieselben Vorteile erzielten.

Es war eine überzeugende Bestätigung des Prinzips von *Intensität vor Dauer*. Beide Gruppen verzeichneten dieselbe Verbesserung der kardiorespiratorischen Fitness – sie nahm um 19 Prozent zu. Der Körperfettanteil nahm in beiden Gruppen um zwei Prozent ab. Die Mitochondrienzahl in den Muskelzellen nahm ebenfalls in vergleichbarer Weise zu. Und die Blutzuckerwerte? Hier zeichnete sich ebenfalls eine ähnliche Tendenz ab.

So sieht's aus. Es war für nicht-Sport-affine, überwiegend inaktive Personen möglich, mit nur einer Minute harter Aktivität, die dreimal pro Woche ausgeführt wurde, die kardiorespiratorische Fitness genauso zu verbessern wie mit 150 Minuten traditionellem Ausdauertraining – das entspricht drei wöchentlichen Trainingseinheiten von jeweils 50 Minuten Dauer. Ich beschreibe das One-Minute-Workout am Ende dieses Kapitels ausführlicher, falls Sie es selbst ausprobieren wollen.

WIE ES WEITERGEHT

Die ursprüngliche Studie, auf der das One-Minute-Workout beruht, wurde unter Verwendung eines Fahrradergometers durchgeführt. Dann stellten wir uns die Frage, wie viele Leute wohl Zugang zu einem Fahrradergometer haben. Könnten wir ein ähnliches Workout ohne Hilfsmittel ersinnen, das genauso wirksam ist? Diesmal arbeitete mein McMaster-Labor mit einem Team der Queen's University zusammen. Wir wollten untersuchten, ob sich das One-Minute-Workout etwa auch mit Treppensteigen bzw. Treppensprints umsetzen ließ.

Schließlich arbeiten viele von uns in Hochhäusern, und wenn wir schon nicht in einem arbeiten, dann wohnen wir vielleicht in einem mehrstöckigen Gebäude. Oder wir verbringen auf Geschäftsreisen viel Zeit in Hotels. Wir nahmen auf jeden Fall inaktive Personen aus der McMaster-Gemeinde und luden sie in unser fünfstöckiges Bürogebäude ein.

Wir stellten nach einigen Tests fest, dass man in 20 Sekunden vier bis fünf Stockwerke hinaufrennen kann. Die Teilnehmer unserer Studie stiegen im Durchschnitt etwa 60 Stufen pro Belastungsphase. Das bildete die Basis unseres Workouts; die Testpersonen vertraten sich als Warm-up ein wenig die Beine und rannten dann 20 Sekunden treppauf. Dann stiegen sie die Treppen in normalem Tempo hinab, gingen wieder ein wenig umher und rannten wieder so schnell wie möglich treppauf. Dann folgte eine dritte Wiederholung und schließlich drei Minuten Cool-down.

Diese Studie ist zum Zeitpunkt der Drucklegung dieses Buchs noch nicht veröffentlicht worden, aber das Ergebnis deutet darauf hin, dass es keine Rolle spielen sollte, ob man im Rahmen des One-Minute-Workouts Treppen steigt oder ein Fahrradergometer benutzt.

Wir untersuchen zurzeit eine weitere Variante dieses Workouts, das noch alltagstauglicher sein dürfte. Weil manchmal weder ein Fahrradergometer noch ein mehrstöckiges Gebäude zur Verfügung stehen, haben wir eine Version des One-Minute-Workouts entwickelt, für die eine herkömmliche Treppe ausreicht, wie sie in fast jedem Haus vorhanden ist. Statt 20 Sekunden zu sprinten, rennt man eine Minute treppauf und treppab und wiederholt diese Belastungsphase innerhalb von zehn Minuten zwei weitere Male – ich schätze, wir hätten es deshalb genau genommen das *Three-Minute-Workout* nennen sollen, aber das eigentliche Treppensteigen dauert pro Intervall etwa 20 Sekunden. Das heißt, dass ein Intervall aus etwa 20 Sekunden Treppauf- und 40 Sekunden Treppabsteigen besteht. Das Workout wäre vor allem in den Jahren vor Netflix und Co. geeignet gewesen, als Filme im Fernsehen noch von Werbepausen unterbrochen wurden. Man sieht sich einen Film an, und sobald die Werbung einsetzt, steht man auf und sprintet die Treppe hinauf bzw. geht sie hinab, bis die circa einminütige Werbepause zu Ende ist.

DIE ANWENDUNG EINES ULTRANIEDRIGEN TRAININGSVOLUMENS

Das Prinzip von *Intensität vor Dauer* lässt sich auf verschiedene Weise nutzen. Grundsätzlich sind drei Arten von Menschen an den innovativsten Trainingstechniken interessiert, die alle von ultraniedrigem Trainingsvolumen profitieren können. Es handelt sich hierbei zum einen um unfitte Personen, die in Form kommen wollen – ich nenne diese Gruppe *Fitnessaufbau.* Zum anderen gibt es Athleten, die in möglichst kurzer Zeit eine möglichst hohe Leistungssteigerung erzielen wollen oder nach einem wirksamen Mittel zur Überwindung eines Leistungsplateaus suchen. Ich nenne diese Gruppe *Fitnesssteigerung*. Und dann gibt es noch eine dritte Gruppe – zu der ich mich zähle –, die aus sehr beschäftigten Leuten besteht, die einigermaßen in Form und fit genug sind, um zeitsparende Trainingsmethoden anzuwenden, die den Alterungsprozess verzögern, der durch Inaktivität beschleunigt würde. Diese Gruppe nenne ich *Fitnesserhalt* oder *Anti-Aging*.

FITNESSAUFBAU

Sie haben schon gelesen, welche erstaunliche Wirkung das Intervalltraining auf inaktive Personen hat, die schnell in Form kommen wollen. Aber was ist die niedrigste wirksame Trainingsdosis, die Einsteiger auf den richtigen Weg bringt? Es geht hier darum, Anfänger so trainieren zu lassen, dass das teilweise hohe körperliche Unbehagen, das sie zu Beginn ihrer sportlichen Laufbahn zwangsläufig spüren, möglichst schnell nachlässt und das Training sie schnell in Form bringt.

Bedenken Sie, dass es hier nicht darum geht, möglichst schnell abzunehmen. Gewichtsverlust hat eher etwas mit Ernährung zu tun. Details erfahren Sie im nächsten Kapitel. An dieser Stelle geht es ausschließlich darum, dass unfitte Personen möglichst schnell in den Genuss der gesundheitlichen Effekte kommen, die das Training zu bieten hat.

Sofern Sie sich vor Beginn eines intensiven Fitnessprogramms von Ihrem Arzt eine Trainingserlaubnis einholen, können Sie ohne Weiteres mit einer weniger intensiven Version des One-Minute-Workouts beginnen. Ob Sie nun Treppen oder ein Fahrradergometer benutzen oder das Protokoll abwandeln und auf einer Aschenbahn oder einem Feldweg sprinten – es spielt keine Rolle, wie und wo Sie sich verausgaben. Wichtig ist nur, dass Sie den ersten Schritt tun und sich an Ihre Grenzen herantasten. Verlassen Sie Ihre Komfortzone! Schon einige Minuten Training helfen. Sobald Sie sich kompetenter und sicherer fühlen, können Sie mit anderen Workouts experimentieren, die Sie interessanter oder anspruchsvoller finden, wie das 10 mit 1 oder, wenn Sie Muskelmasse zulegen wollen, Zirkeltrainingsprotokolle wie das Körpergewichts-Tabata oder das Optimal-Workout, die am Ende dieses Kapitels ausführlicher beschrieben werden.

FITNESSSTEIGERUNG

Sagen wir einmal, dass Sie schon ziemlich gut in Form sind, etwa als Freizeitsportler, der am Wochenende gern die Laufschuhe schnürt und seine Runden dreht. Aber Ihre anfängliche Motivation nimmt ab, weil sich Ihre Fitness nicht in dem Ausmaß verbessert wie zu Beginn Ihrer sportlichen Laufbahn.

Sprints können helfen.

Intensives Intervalltraining ist eine zeitsparende Methode zur Überwindung von Leistungsplateaus. Das beste Beispiel ist Roger Bannister, der sich mit *All-out*-Intervallen darauf vorbereitete, die Meile in unter vier Minuten zu laufen.

In jüngerer Vergangenheit ging ein dänischer Physiologe namens Jens Bangsbo der Frage nach, wie man Leistungsplateaus überwinden kann. Als Assistenztrainer des italienischen Fußballteams Juventus Turin wie auch der dänischen Nationalmannschaft hatte er viel Erfahrung in der Arbeit mit Profisportlern. In zahlreichen seiner Studien ersetzte er einen Teil des herkömmlichen Trainingsprogramms durch Intervalle.

In einer Studie untersuchte Bangsbo trainierte Läufer, die im Durchschnitt 55 Kilometer pro Woche liefen. Diese Athleten verwendeten im Rahmen ihres Trainings bereits hochintensive Intervalle. Bangsbo brachte eine Gruppe von Probanden dazu, zwei ihrer wöchentlichen Workouts durch *All-out*-Sprints zu ersetzen. Die Sessions bestanden aus sechs bis zwölf 30-Sekunden-Sprints bei beinahe maximaler Anstrengung gefolgt von drei Minuten Erholung. Die andere Gruppe behielt ihr gewohntes Training bei. Nach sechs bis neun Wochen wurden an allen Läufern Muskelbiopsien und verschiedene Leistungstests vorgenommen. Die Läufer, die ihr Training nicht verändert hatten, konnten keine Verbesserungen verzeichnen; die Sprinter hingegen verbesserten ihre Laufzeiten über drei und zehn Kilometer um etwa drei Prozent – mit Sicherheit ausreichend, um ein Leistungsplateau zu überwinden. Und Bangsbo erzielte mit einem anderen Protokoll kürzlich noch bessere Ergebnisse: mit dem 30–20–10-Workout, das bereits im letzten Kapitel beschrieben wurde.

Wenn Sie ein leistungsorientierter Ausdauersportler sind, ist die Wahrscheinlichkeit hoch, dass sie bereits eine Form von Intervalltraining praktizieren. Für Freizeitsportler, die diese Möglichkeit noch nicht ausgeschöpft haben, stellen Intervalle eine gute Alternative dar, um Plateaus zu überwinden. Einige Kritiker der Bangsbo-Studie wenden ein, dass die Sprinter ihre Leistungssteigerungen vielleicht durch das Tapering erzielen, also dem geringeren Trainingsvolumen – weil trainierte Läufer, die ihr Pensum kurzfristig reduzieren, in Wettläufen normalerweise besser abschneiden. Das mag sein. Es ist allerdings eine erwiesene Tatsache, dass man seine Leistung deutlich steigern kann, indem man sein herkömmliches Ausdauertraining zumindest teilweise durch eine Form von Sprinttraining ersetzt.

Stellen wir uns einmal vor, dass Sie als Freizeitsportler in möglichst kurzer Zeit eine möglichst hohe Fitnesssteigerung erreichen wollen. Sie haben genügend Zeit und sind zu allem entschlossen. Die Lösung ist ein über 40 Jahre altes Programm, das unter Physiologen und Trainern einen beinahe legendären Ruf hat, weil es die kardiorespiratorische Fitness erstaunlich schnell verbessern kann. Das Workout bildet eine Vorlage für die Art von Programm, mit dem in möglichst wenigen Wochen eine möglichst große Steigerung der maximalen Sauerstoffaufnahme erzielt werden kann.

Das Hickson-Protokoll wurde nach Robert Hickson benannt, einem Wissenschaftler an der Washington University. Er entwickelte ein Programm über zehn Wochen à sechs Trainingstage – jeweils drei Intervall- und drei Ausdauereinheiten, die einander abwechselten. An den Intervalltagen absolvierten Hicksons Probanden auf einem Fahrradergometer sechs 5-Minuten-Sprints mit maximaler Sauerstoffaufnahme – unserer Skala zufolge entspricht dies einer Intensität der Stufe 9. Zwischen den einzelnen Belastungsphasen erholten sie sich mit zwei Minuten leichtem Radfahren.

An den Ausdauertagen sollten die Probanden in der ersten Woche 30 Minuten »so schnell wie möglich« laufen, in der zweiten Woche dieses Pensum um fünf Minuten verlängern und für den Rest des Programms pro Einheit weitere fünf Minuten anhängen, also insgesamt 40 Minuten laufen.

Hickson bemerkte in der Studie, dass die meisten Protokolle, die vormals inaktive Individuen mit so viel Training forderten, zu schwerem Muskelkater und möglicherweise Verletzungen führten. Bei diesem Protokoll kam es zu keinen Verletzungen, vermutlich weil die beiden sehr unterschiedlichen Aktivitäten Laufen und Radfahren im Wechsel ausgeführt wurden. Nach nur zehn Wochen hatten Hicksons acht Probanden ihre kardiorespiratorische Fitness um durchschnittlich 44 Prozent gesteigert – was einer Verbesserung von über vier Prozentpunkten pro Woche entspricht.

Dieses Protokoll ist nicht besonders zeitsparend und so anstrengend, dass keiner der Probanden diese Trainingsform anschließend fortsetzen wollte.

Aber wenn man in einer einzigen Saison seine kardiorespiratorische Fitness maximal steigern will, dann ist Hicksons Protokoll ein probates Mittel.

Die letzte Frage ist: Wie hoch bzw. niedrig ist die minimale Dosis, um diesen Fitnessschub zu erzielen? Auf der Basis der Arbeit von Michael Joyner von der Mayo Clinic in Minnesota, Mitautor eines Überblicksartikels über Workouts zur Steigerung der maximalen Sauerstoffaufnahme, ist es für den Leistungszuwachs notwendig, zwei Drittel des Trainingsvolumens umzusetzen, das das Hickson-Protokoll vorsieht. Viel Spaß beim Training!

FITNESSERHALT ODER ANTI-AGING

Was wäre, wenn ein Großteil der schwindenden Funktionalität und Kraft, die wir üblicherweise dem Älterwerden zuschreiben, eigentlich gar nicht viel mit dem Altern zu tun hätte? Was wäre, wenn der Großteil des altersbedingten Abbaus auf *Inaktivität an sich* zurückzuführen wäre?

Dieser Gedanke wird in Fachkreisen immer intensiver diskutiert, etwa in einer aktuellen Veröffentlichung einer Gruppe am Londoner King's College im *Journal of Physiology*. Der Hauptautor des Papers, Stephen Harridge, geht darauf ein, dass wir Inaktivität mit dem Älterwerden in Verbindung bringen, weil sich so viele ältere Menschen nicht sonderlich viel bewegen. Aber was wäre, wenn wir Ursache und Wirkung miteinander verwechselten? Was wäre, wenn nicht das Älterwerden die Inaktivität verursacht, sondern umgekehrt die *Inaktivität* Alterserscheinungen begünstigte?

In diesem Fall wäre es möglich, dem altersbedingten Abbau vorzubeugen, indem man auf hohem Niveau aktiv bleibt. Und es gibt immer mehr wissenschaftliche Beweise dafür, dass das möglich ist und die Manifestationen des Älterwerdens sich mit viel Bewegung hinauszögern lassen.

Das ist zumindest mein Antrieb. Ich bin fast 50 Jahre alt und trainiere viel, weil ich Sport für die effektivste Methode halte, um auch in den kommenden Jahrzehnten noch gesund, fit und unabhängig zu bleiben.

Wie hoch ist also der minimale Trainingsaufwand, um dieses Ziel zu erreichen?

Diese Frage lässt sich nicht pauschal beantworten.

Ulrik Wisløff leitete eine Studie, die vor einem Jahrzehnt veröffentlicht wurde und eine ziemlich einfache Antwort bietet. Er und sein Team beobachteten 56 000 Männer und Frauen über einen Zeitraum von 16 Jahren. Sie stellten fest, dass eine einzige hochintensive Belastung in der Woche schon ausreichte, um das Risiko, an einer kardiovaskulären Erkrankung zu sterben, signifikant zu senken.

Das hatten wir doch auch erwartet, oder? Die Sache hat's wirklich in sich. Unerwartet war allerdings die Tatsache, dass die alte Regel »Viel hilft viel« nicht griff und *mehr* Training keine größere Wirkung hatte. Wer einmal in der Woche eine längere Trainingseinheit absolvierte, hatte dasselbe Risiko, an einer kardiovaskulären Erkrankung zu sterben, wie jemand, der einmal pro Woche kurz und intensiv trainierte. Das traf auch auf all jene zu, die drei oder vier weitere Workouts pro Woche absolvierten – eine hohe Trainingsfrequenz schien also ebenfalls keine nennenswerte Rolle zu spielen. Wisløff stellte fest, dass es ausreicht, nur einmal pro Woche hart zu trainieren, um das Risiko für kardiovaskuläre Erkrankungen möglichst gering zu halten.

Die Studienergebnisse widersprechen der verbreiteten Ansicht, dass ein hartes Training pro Woche sogar gefährlich sei. Denken Sie an den durchschnittlichen Mann mittleren Alters, der sich einmal in der Woche mit seinen Freunden zum Eishockey- oder Basketballspielen verabredet. Man liest gelegentlich in der Zeitung, dass jemand nach einer starken körperlichen Verausgabung einen Herzinfarkt erlitten hat. Wahrscheinlich war die betreffende Person im Vorfeld nicht auf bereits bestehende gesundheitliche Beeinträchtigungen untersucht worden. Vielleicht war er oder sie aufgrund einer Reihe von Aktivitäten oder Stressoren bereits ein Kandidat für einen Herzinfarkt. Die wissenschaftliche Beweislage deutet trotzdem darauf hin, dass sich eine sportliche Verausgabung pro Woche hinsichtlich der allgemeinen Lebenserwartung möglicherweise positiv auswirkt. Ich wiederhole an dieser Stelle daher eindringlich: Lassen Sie sich vorab von Ihrem Hausarzt gründlich untersuchen!

Ich mache mir aber nicht nur Sorgen darüber, möglicherweise herzkrank zu werden. Ich möchte mir zwei Dinge erhalten: meine Fitness und meine Kraft; meine Fähigkeit, mich über eine bestimmte Dauer zu verausgaben und körperliche Arbeit zu verrichten, indem ich Dinge hebe, drücke oder ziehe. Also trainiere ich jeden Tag mindestens eine halbe Stunde. Ich mache jede Woche sechs Workouts – jeweils drei intervallbasierte Kraft- und Ausdauereinheiten im Wechsel – und spiele einmal in der Woche mit Freunden eine Stunde Eishockey.

Mein Widerstandstraining besteht in der Regel aus drei Körpergewichtsübungen. Am schnellsten baut man seine Kraft auf, indem man in jedem Satz bis zum Muskelversagen geht. Machen Sie so viele Wiederholungen, bis Sie nicht mehr können. Das ist zweifellos eine knallharte Herausforderung, aber so mache ich es. Ich gehe in den Keller und mache so viele Klimmzüge wie möglich. Genauso verfahre ich mit Liegestützen und Ausfallschritten. Für jede Übung brauche ich 20 bis 30 Sekunden. In meinem Keller stehen ein Power Rack, eine Langhantel und einige Hantelscheiben. So bin ich flexibel und kann variieren – Klimmzüge, Bankdrücken und Squats zum Beispiel. Sobald ich alle drei Übungen absolviert habe, beginnt das Spiel von vorne, bis ich Sätze à drei Übungen abgeschlossen habe, die jeweils bis zum Muskelversagen gehen.

Das dauert nicht sehr lange, ist aber effektiv. Für mein Kardiotraining mache ich einige Sprints auf dem Fahrradergometer. Ich verwende hierfür eines der Workouts in diesem bzw. vorigen Kapitel. Das 10 mit 1 zum Beispiel. Eine Minute Belastung, eine Minute Erholung, das Workout dauert insgesamt 20 Minuten. Oder Bangsbos 30–20–10. Bei extremem Zeitmangel mache ich das One-Minute-Workout. Und wenn mir wirklich der Sinn nach Abwechslung steht, wähle ich das Fatburner-Protokoll, das aus Intervallen mit acht Sekunden Belastung und zwölf Sekunden Erholung besteht.

Wenn ich in einem Hotel bin, in dem kein Fahrradergometer im Fitnessraum steht, mache ich irgendetwas anderes, um meine Herzfrequenz in die Höhe zu treiben. Das Prinzip *Intensität vor Dauer* besagt, dass für die meisten Menschen selbst ein kurzer Aktivitätsschub bei hoher Herzfrequenz dazu beiträgt, die Fitness zu erhalten oder zu verbessern. Als Kraftworkout mache ich in der Regel eine Form von Zirkeltraining. Und wenn an dem Tag Kardio auf dem Programm steht, prüfe ich, ob ich meine Intervalle im Treppenhaus machen kann. Selbst mit meinem lädierten linken Knie, das keine längeren Laufeinheiten mehr erlaubt, ist es mir möglich, schmerzfrei in zügigem Tempo einige Stockwerke treppauf zu gehen. Oder ich mache einige Sätze Burpees – was uns direkt zum nächsten Abschnitt führt.

WENN SIE SICH FÜR EINE EINZIGE ÜBUNG ENTSCHEIDEN MÜSSTEN

2011 rief mich Gretchen Reynolds von der *New York Times* an und stellte mir folgende Frage: Wenn ich nur eine einzige Übung machen könnte oder dürfte, welche wäre es? Wenn ich nur für eine einzige Übung Zeit hätte. Oder anders ausgedrückt: Was ist die beste Übung, die es gibt? Wie die meisten Wissenschaftler, die zu einer verbindlichen Aussage gedrängt werden, versuchte ich, mich aus der Situation herauszuwinden. »Ein solches Szenario wäre doch viel zu restriktiv«, stammelte ich. Dann gab ich auf und machte Nägel mit Köpfen.

Ich sagte, dass die beste Übung meiner Meinung nach der Burpee ist – der berühmt-berüchtigte Hock-Streck-Sprung, mit dem so viele von uns im Schulsport gequält wurden. Der erste Teil der Bewegungsfolge besteht darin, sich aus dem aufrechten Stand in eine Liegestützposition zu bringen. Wenn Sie möchten, können Sie auch gleich einen vollständigen Liegestütz machen. Dann springen Sie aus der gestreckten Endposition in die Hocke, wobei Sie sich mit den Händen am Boden abstützen, und machen einen Strecksprung, bei dem Sie die Arme über den Kopf heben.

»Warum der Burpee?«, fragte Gretchen.

Dafür gibt es einige Gründe. Der Hauptgrund ist, dass man mit dieser Übung gleichzeitig Muskelmasse aufbauen und die Ausdauer verbessern kann, vor allem, wenn man den Körper noch absenkt und einen Liegestütz macht. Mein Einwand war: »Ich kann mir allerdings kaum vorstellen, dass die meisten Leute diese Übung gern machen oder sich besonders lange daran halten.«

In Manhattan las Joshua Spodek den Artikel und fasste ihn als Aufforderung auf. Spodek ist Lehrbeauftragter an der New York University und unterrichtet an der Columbia University. Er ist promovierter Astrophysiker und hat außerdem einen MBA. Er stellt sich zusätzlich gern Herausforderungen. Er nahm bereits an Marathonläufen teil, durchschwamm den Hudson River und duschte sich einmal einen Monat lang täglich eiskalt – nur um zu sehen, wie sich diese Schockbehandlung auswirken würde. Er nahm an nationalen

Ultimate-Frisbee-Wettkämpfen teil, und als er Gretchens Artikel las, war er bereits auf der Suche nach einer neuen Herausforderung. Er saß auf seiner Dachterrasse, hatte sich mit einem Freund ein paar Drinks genehmigt, und kurz nachdem sie den Artikel besprochen hatten, nahmen sich die beiden vor, einen Monat lang jeden Tag Burpees zu machen.

Spodek legte gleich am nächsten Tag los – das war am 22. Dezember 2011. Beim ersten Mal schaffte er zehn Wiederholungen, bis er völlig außer Atem war. Dieses Erlebnis überzeugte ihn, weil er erkannte, dass er mit Burpees seine Herzfrequenz effizient erhöhen und dabei gleichzeitig ein kurzes Widerstandstraining machen konnte. Schultern, Brust, Core, Gesäß, Oberschenkel und Waden – mit einem korrekt ausgeführten Burpee trainiert man all das. Ihm gefiel an der Übung auch, dass man dafür keinerlei Geräte oder Hilfsmittel benötigt. »Ich beschloss: Ab sofort mache ich nur noch das«, sagt Spodek. »Nach so etwas hatte ich schon lange gesucht.«

Am Ende des ersten Monats hatte Spodek insgesamt 300 Burpees geschafft. Nach den Wiederholungen fühlte er sich fit. Er machte es sich zur Gewohnheit, jeden Morgen vor dem Duschen zu trainieren. Er steigerte sich anfänglich auf elf, zwölf und 13 Wiederholungen, dann machte er abends einen weiteren Satz Burpees und verdoppelte so sein Pensum.

Nach einem Jahr hatte sich Spodek auf zwei Sätze à 20 Burpees täglich gesteigert. Er war Anfang 40 und fühlte sich vitaler als in den Jahren zuvor. Also blieb er dabei – ein Satz am Morgen, ein Satz am Abend. Seine Schultern wurden breiter, seine Brust muskulöser. »Dank der Burpees bin ich besser in Form als jemals zuvor«, sagt er.

Im ersten Jahr, rechnet er hoch, muss er zwischen 9000 und 10 000 Burpees gemacht haben. Im nächsten Jahr schaffte er 20 000, dann 30 000 und nach fünf Jahren konsequenten Burpee-Trainings und der Steigerung auf zwei Sätze à 26 Burpees pro Tag, schätzt Spodek, dass er insgesamt an die 70 000 Hock-Streck-Sprünge gemacht haben muss.

Außerdem hat er sein Workout ergänzt. Spodek stellte fest, dass er mit den Burpees seine Rückenmuskeln nicht ausreichend trainierte, weil sie keine Zugbewegung enthalten. Dieses Defizit lässt sich leicht beheben, indem man irgendwo eine Klimmzugstange anbringt – so habe ich es auch gemacht. Aber in Spodeks Apartment in Manhattan gibt es keinen Platz dafür. Deshalb legt er sich nach den Burpees unter den Küchentisch und hält sich mit den Händen an der Tischkante fest. Er legt seine Fersen auf einem Stuhl ab, sein gestreckter Körper ist also parallel zum Boden, und macht dann horizontale Klimmzüge. Wenn Ihnen diese Übung zu schwerfällt, können Sie die Füße vorerst auf dem Boden lassen, sodass Ihr Körper sich in Schräglage befindet. Spodek dehnt sich außerdem und macht Workouts für seine Rumpfmuskulatur, darunter den brutal schweren L-Sit (Winkelstütz), bei dem man mit ausgestreckten Beinen auf dem Boden sitzt und sich mit den Händen vom Boden abdrückt, sodass nur noch die Hände Bodenkontakt halten und Gesäß und Beine in der Luft sind. Beine und Oberkörper bilden idealerweise einen rechten Winkel.

In einem Blogpost schrieb Spodek über sein Burpee-Workout: »Ich habe sie alleine gemacht, im Beisein anderer, an öffentlichen Orten, zu Hause, im Freien, betrunken, nüchtern, hungrig, satt, morgens, abends, heiter, übel gelaunt sowie in jeder anderen Gefühlslage – jeden Tag, ein ganzes Jahr lang. Ich habe sie in New York gemacht, in Hollywood, Nordkorea, Südkorea, China, Vietnam, Singapur und auf den Philippinen.«

Als ich neulich die Arbeit an diesem Buch abschloss, schrieb mir Spodek eine E-Mail. »Kurz nachdem ich Ihren Artikel gelesen habe, fing ich damit an, diese Übung jeden Tag zu machen«, schrieb er. »Vielleicht interessiert Sie, welche Erfahrungen ich in den letzten fünf Jahren gemacht habe, die auf Ihr Interview zurückgehen. Ich hatte davor noch nie etwas von Burpees gehört. Wenn jemand eine von mir ausgesprochene Empfehlung so konsequent umsetzen würde, wäre ich auch neugierig, was dabei herauskam.«

Vielen Dank für die Information, Josh! Ich bewundere Ihren Ehrgeiz und Ihre eiserne Disziplin. Welchen gesundheitlichen Nutzen erzielt Spodek mit den Burpees? Nun, er führt die Bewegung schnell aus. Das Tempo grenzt an eine *All-out*-Anstrengung, und ein Satz mit 26 Wiederholungen entspricht einem submaximalen 90-Sekunden-Sprint, den er zweimal am Tag ausführt. Wenn man die horizontalen Klimmzüge unter dem Tisch dazurechnet, baut Spodek in allen wichtigen Muskelgruppen Kraft auf bzw. erhält sie. Damit wirkt er dem Alterungsprozess entgegen und erhält seine kardiovaskuläre Fitness. Im Gegensatz zu Spodek könnte ich nicht jeden Tag dasselbe Workout machen, weil ich mich bald langweilen würde – abgesehen davon ist Abwechslung auch gut für den Körper. Aber wenn Sie nicht viel Zeit haben, wird ein Burpee-Workout wie das von Spodek für einen ausreichenden Krafterhalt sorgen.

WENN SIE WIRKLICH FAST GAR KEINE ZEIT HABEN

Schließlich ein Ratschlag an all jene, die mit totalem Zeitmangel argumentieren. 2013 war ich Mitautor einer Studie des Labors an der Norwegischen Universität für Wissenschaft und Technologie, an der Ulrik Wisløff tätig ist. Die Studie untersuchte zwei Gruppen von inaktiven, übergewichtigen, aber ansonsten gesunden Männern, die über einen Zeitraum von zehn Wochen dreimal pro Woche trainierten. Eine Gruppe absolvierte das Norwegische Protokoll, das im letzten Kapitel beschrieben wurde und aus vier 4-Minuten-Intervallen besteht, während die andere Gruppe immer nur ein einziges 4-Minuten-Intervall absolvierte. Die erste Gruppe steigerte ihre maximale Sauerstoffaufnahme um 13 Prozent, während die Ein-Intervall-Gruppe ihre VO_2Max um zehn Prozent verbesserte – mit nur einem Viertel des Zeitaufwands. Was ich damit sagen will? Wenn Ihre Zeit tatsächlich knapp bemessen ist, kann selbst eine einzige harte Anstrengung viel dazu beitragen, Ihre kardiovaskuläre Fitness zu verbessern oder zu erhalten.

Hier nun also vier Workouts, die sich durch ein extrem niedriges Volumen auszeichnen. Es sind die wirksamsten Protokolle, die es zurzeit gibt. Wie bei den Protokollen im vorigen Kapitel habe ich die Formate ein wenig modifiziert – die Aufwärm- und Abkühlphasen etwa habe ich vereinheitlicht; sie dauern immer drei bzw. zwei Minuten. Sie können sie bei Bedarf gern anpassen, aber am wichtigsten ist, dass Sie bei Ihren Workouts Spaß haben.

DIE WORKOUTS

1. One-Minute-Workout

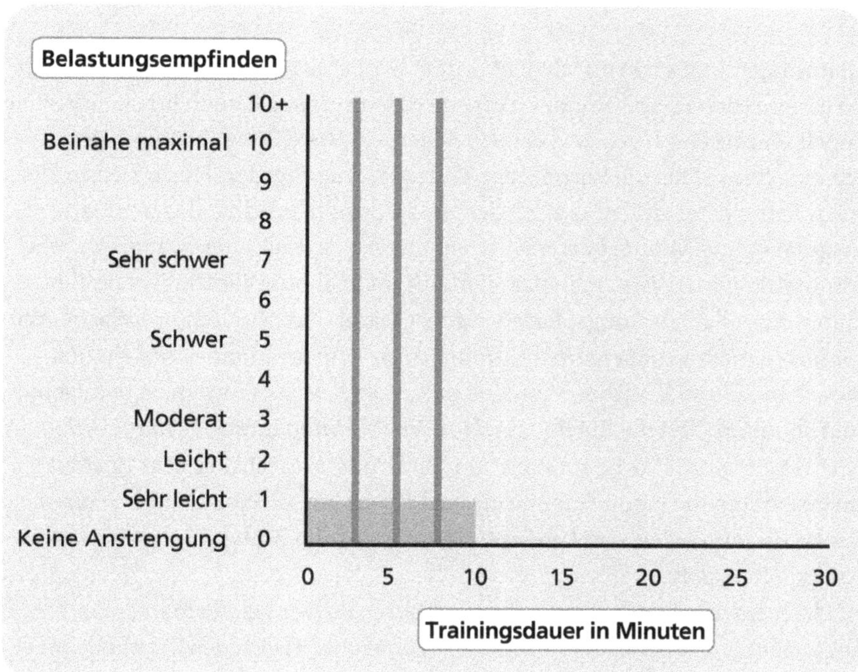

Eines der spannendsten Themen im übergeordneten Forschungsfeld der Trainingsphysiologie ist zurzeit das Intervalltraining mit ultraniedrigem Volumen. Wir ließen uns von einer britischen Studie aus dem Jahr 2011 inspirieren, die die minimale Trainingsdosis untersucht, die die Gesundheit noch verbessern kann, und entwickelten unser Protokoll, das nur eine Minute dauert und auf bislang inaktive Leute abzielt, die ihre Fitness mit einem möglichst kurzen Workout verbessern wollen. Wie wirksam ist dieses Protokoll? Unsere letzte

Studie zeigt, dass man mit diesem zehnminütigen Workout, das aus drei Belastungsphasen besteht, die insgesamt eine Minute harte Anstrengung ergeben, dieselben Vorteile erzielt wie mit 50 Minuten traditionellem Ausdauertraining.

Spitzenintensität: 10+

Dauer: 10 Minuten, davon 1 Minute harter Anstrengung

Grundlage: Immer wenn ich denke, dass wir bereits die niedrigste Trainingsdosis gefunden haben, mit der man einen deutlichen gesundheitlichen Vorteil erzielt, entdecke ich etwas, das mich widerlegt. Ende 2014 veröffentlichten wir eine Studie, die die Vorteile der kleinsten Trainingsdosis untersuchte, die mein Labor getestet hat: drei 20-Sekunden-Sprints pro Tag, das heißt also insgesamt eine Minute harter Anstrengung bei einem Zeitaufwand von zehn Minuten täglich. Wenn man das Workout dreimal pro Woche absolviert, belaufen sich alle Belastungsphasen auf insgesamt drei Minuten pro Woche. Wir forderten inaktive, übergewichtige und sogar adipöse Männer und Frauen zwischen 20 und 39 Jahren auf, dieses Protokoll sechs Wochen zu befolgen, und staunten über die Ergebnisse. Nur drei Minuten intensive körperliche Anstrengung pro Woche senkten den Blutdruck um sechs bis acht Prozent und erhöhten die kardiorespiratorische Fitness um 12 Prozent, d. h., dass das Risiko für eine reduzierte Lebenserwartung und die Entwicklung chronischer Krankheiten sank.

Noch erstaunlicher ist, dass die Forschung, die wir gerade in meinem Labor abgeschlossen haben, die Auswirkungen einer zwölfwöchigen Trainingsintervention mit dem One-Minute-Workout auf inaktive, untrainierte Personen untersuchte und mit den Vorteilen verglich, die eine andere Gruppe mit 135 Minuten moderat-intensiver, aerober Aktivität pro Woche erzielte. Die gemessenen Vorteile waren identisch.

Es war unsportlichen, überwiegend inaktiven Personen also durchaus möglich, die kardiorespiratorischen Vorteile von 135 Minuten traditionellem Ausdauertraining – drei Workouts pro Woche à 45 Minuten – auf eine einzige Minute harte körperliche Anstrengung zu komprimieren, die ebenfalls dreimal pro Woche erfolgte.

Für wen eignet sich das Workout? Bisher haben wir das One-Minute-Workout nur an gesunden Personen getestet. Wenn Sie sich der Aufgabe gewachsen fühlen und von Ihrem Arzt grünes Licht erhalten haben, stellt dieses Protokoll das kompakteste Workout dar, das wir bis dato getestet haben.

DAS WORKOUT

1. Wärmen Sie sich drei Minuten bei einer Intensität der Stufe 1 auf.
2. Sprinten Sie 20 Sekunden bei einer Intensität der Stufe 10+ (*all-out*).
3. Erholen Sie sich zwei Minuten bei einer Intensität der Stufe 1.
4. Wiederholen Sie dieses Intervall aus 20 Sekunden Belastung und zwei Minuten Erholung ein zweites Mal.
5. Absolvieren Sie einen dritten 20-Sekunden-Sprint.
6. Schließen Sie das Workout mit zwei Minuten leichtem Cool-down ab.
7. Sie können statt der (Rad-)Sprints auch eine Bewegung ausführen, die den ganzen Körper beansprucht und Ihre Herzfrequenz signifikant erhöht, zum Beispiel Treppensteigen, das ich weiter vorne in diesem Kapitel bereits erwähnt habe.
8. Beachten Sie, dass das Protokoll, das wir in unserem Labor getestet haben, eine andere Warm-up- und Cool-down-Dauer hatte. Um dieses Workout an die übrigen in diesem Buch anzugleichen, verwende ich hier ein dreiminütiges Warm-up und ein zweiminütiges Cool-down.

2. Tabata Classic

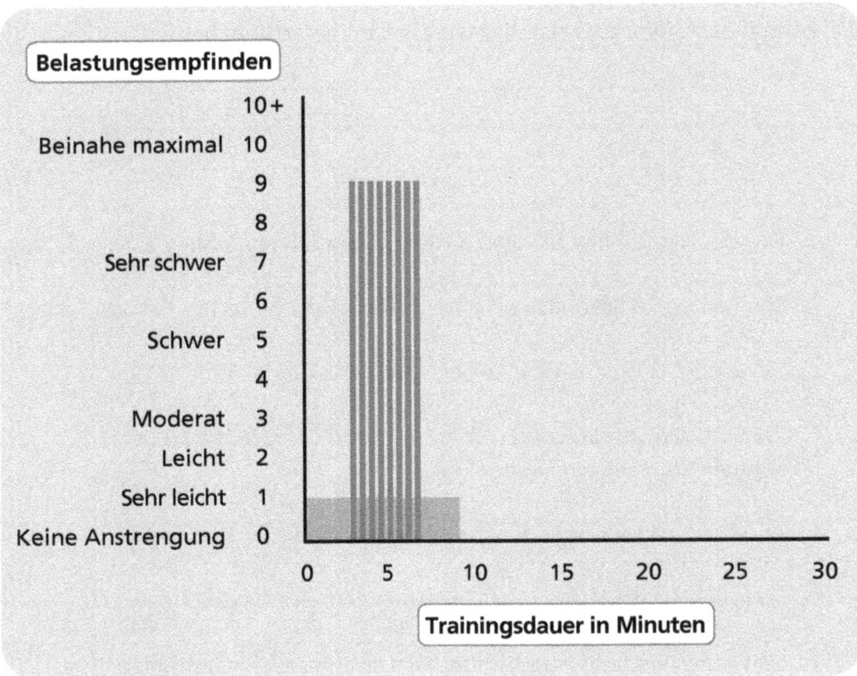

In den 1990er-Jahren ließ der Cheftrainer des japanischen Eisschnelllaufteams, Koichi Irisawa, seine Athleten ein Workout absolvieren, das aus kurzen hochintensiven Belastungen bestand, auf die noch kürzere Erholungsphasen folgten. Ein Coach des Teams, Izumi Tabata, war der erste, der die Wirkung des Workouts analysierte, dem Protokoll seinen Namen verlieh und dazu beitrug, das Intervalltraining einem breiteren Publikum bekannt zu machen. Viele Personal Trainer verwenden das Konzept heute noch. Tabata benutzte in seiner Studie Fahrradergometer, obwohl sich praktisch jede körperliche Aktivität eignet, die die Herzfrequenz sprunghaft erhöht.

Spitzenintensität: 9

Dauer: 9 Minuten

Grundlage: Tabatas Veröffentlichung erschien 1996. Darin wird das heute als Tabata-Protokoll bekannte Konzept mit einem moderat-intensiven Ausdauertraining verglichen. Die Ausdauergruppe absolvierte sechs Wochen lang fünf Tage in der Woche Ausdauertests, während die Sprintgruppe parallel jede Woche vier Intervallworkouts und ein halbstündiges *Steady-State*-Workout bei moderatem Tempo machte. Nach sechs Wochen hatte sich die aerobe Kapazität der Ausdauergruppe nicht verbessert. Aber die Sprintgruppe mit ihren elf Minuten harter Anstrengung pro Woche hatte ihre aerobe Kapazität um 14,6 Prozent verbessert – womit Tabatas Experiment die erste Studie war, die die Wirksamkeit von Sprints zur Verbesserung der aeroben Kapazität beweisen konnte.

Für wen eignet sich das Workout? Tabata rekrutierte für seine Studie Sportstudenten, von denen die meisten im Fußball-, Basketball- oder Schwimmteam ihrer Hochschule waren. Tabata-Intervalle sind deswegen so fordernd, weil die Erholungsphasen kürzer sind als die Sprints. Viele Sportler, die Workouts nach diesem Muster machen, betrachten sich als Hardcore-Athleten.

DAS WORKOUT

1. Wärmen Sie sich drei Minuten bei einer Intensität der Stufe 1 auf.
2. Sprinten Sie 20 Sekunden bei einer Intensität der Stufe 9 – gehen Sie nicht *all-out*.
3. Erholen Sie sich zehn Sekunden.
4. Wiederholen Sie dieses Intervall aus 20 Sekunden Belastung und zehn Sekunden Erholung sieben weitere Male, um auf insgesamt acht Sprints zu kommen.
5. Schließen Sie das Workout mit zwei Minuten leichtem Cool-down ab.

Eine Variation: Es ist ganz einfach, das Tabata-Protokoll als Widerstandstraining auszuführen. 2012 schufen meine Kollegen an der Queen's University und am Okanagan Campus der University of British Columbia eine elegante Methode, um kurze Intervalle und Widerstandstraining miteinander zu kombinieren. Sie verwendeten das Tabata-Format, ersetzten die Sprints aber durch Kraftübungen – mit erstaunlichen Ergebnissen.

Studentinnen, die in ihrer Freizeit Sport trieben, absolvierten das Protokoll, obwohl die Vorteile auch für gesunde Männer und Frauen aller Altersklassen gelten. Mit nur vier Minuten intensiver Aktivität pro Tag erzielten die Probanden dieselbe Verbesserung der aeroben Fitness wie die Kontrollgruppe, die 30 Minuten täglich Ausdauersport trieb, der als »energisches Training« eingestuft wurde. Zusätzlich erhöhten die Probanden die Anzahl der Beinextensionen, zu denen sie imstande waren, um 40 Prozent, die Anzahl der Liegestütze um 135 Prozent und die Anzahl der Sit-ups um 64 Prozent. Das Fazit? Ein Körpergewichts-Tabata ist eine wirksame Methode, um gleichzeitig die aerobe Kapazität und die Muskelkraft zu verbessern. Und so geht's:

1. Fangen Sie jedes Workout mit drei Minuten Warm-up an, das aus einer Übung Ihrer Wahl besteht. Wählen Sie eine leichte Variante in langsamem Tempo.

2. Machen Sie an Tag 1 in 20 Sekunden so viele Burpees wie möglich. Stellen Sie sich aufrecht hin. Stützen Sie sich mit beiden Händen auf dem Boden ab und gehen Sie in die Hocke. Strecken Sie die Beine gleichzeitig mit Schwung nach hinten, um in die obere Liegestützposition zu kommen, Beine und Oberkörper sind gestreckt. Springen Sie umgehend zurück in die Hocke und richten Sie sich mit einem Strecksprung auf, bei dem Sie beide Arme über den Kopf strecken. Um die Übung schwieriger zu gestalten, können Sie sich von der oberen Liegestützposition aus absenken und einen korrekten Liegestütz ausführen.

3. Erholen Sie sich zehn Sekunden.

4. Machen Sie wieder 20 Sekunden lang möglichst viele Burpees. Wiederholen Sie das Intervall aus 20 Sekunden Belastung und zehn Sekunden Erholung sechs weitere Male, um auf insgesamt acht Belastungsphasen zu kommen.

5. Schließen Sie das Workout mit zwei Minuten leichtem Cool-down ab. Die komplette Trainingseinheit dauert somit neun Minuten.

6. An den folgenden Trainingstagen absolvieren Sie wieder acht Intervalle à 20 Sekunden Belastung und zehn Sekunden Erholung mit den folgenden Übungen, wobei es sich empfiehlt, an jedem Tag eine andere Übung zu machen: Mountain Climbers (Bergsteiger), Jumping Jacks (Hampelmänner) oder Squat-Thrusts.

7. Gehen Sie für den Mountain Climber in die obere Liegestützposition. Halten Sie die Körperspannung, Beine und Oberkörper sind gerade und gestreckt, der Po bleibt während der ganzen Übung in der Geraden. Ziehen Sie ein Knie zur Brust. Bringen Sie das angehobene Bein in die

Ausgangsposition zurück und ziehen Sie gleichzeitig mit Schwung und einem kleinen Sprung das andere Knie zur Brust. Ziehen Sie abwechselnd das linke und das rechte Knie zur Brust.

8. Um einen Jumping Jack (Hampelmann) zu machen, stellen Sie sich aufrecht hin, die Arme seitlich am Körper. Bringen Sie mit einem Sprung die Füße etwas mehr als schulterbreit auseinander, dabei strecken Sie die Arme in die Höhe, sodass Arme und Beine ein großes X bilden. Alternativ können Sie in die Hände klatschen. Springen Sie ein zweites Mal, um in die Ausgangsposition mit geschlossenen Füßen und nach unten hängenden Armen zurückzukehren. Wiederholen Sie den Bewegungsablauf schnell hintereinander.

9. Stellen Sie sich für den Squat-Thrust aufrecht hin, die Arme seitlich am Körper. Gehen Sie zunächst gerade in die Hocke, dann stützen Sie sich mit beiden Händen auf dem Boden ab. Strecken Sie die Beine gleichzeitig mit einem Sprung nach hinten, um in die obere Liegestützposition zu kommen. Springen Sie umgehend zurück in die Hocke und richten Sie sich auf. Wiederholen Sie diesen Bewegungsablauf. Die Probanden benutzten 2-Kilogramm-Kurzhanteln, aber der Einfachheit halber verzichten wir darauf. Um die Übung anspruchsvoller zu gestalten, können Sie sich aus der oberen Liegestützposition absenken und einen korrekten Liegestütz ausführen.

10. Gefällt Ihnen die Abwechslung? Statt in jedem Workout nur eine Übung zu machen, können Sie auch variieren und eine Art Zirkeltraining machen, indem Sie alle vier Übungen hintereinander ausführen.

3. 1 x 4

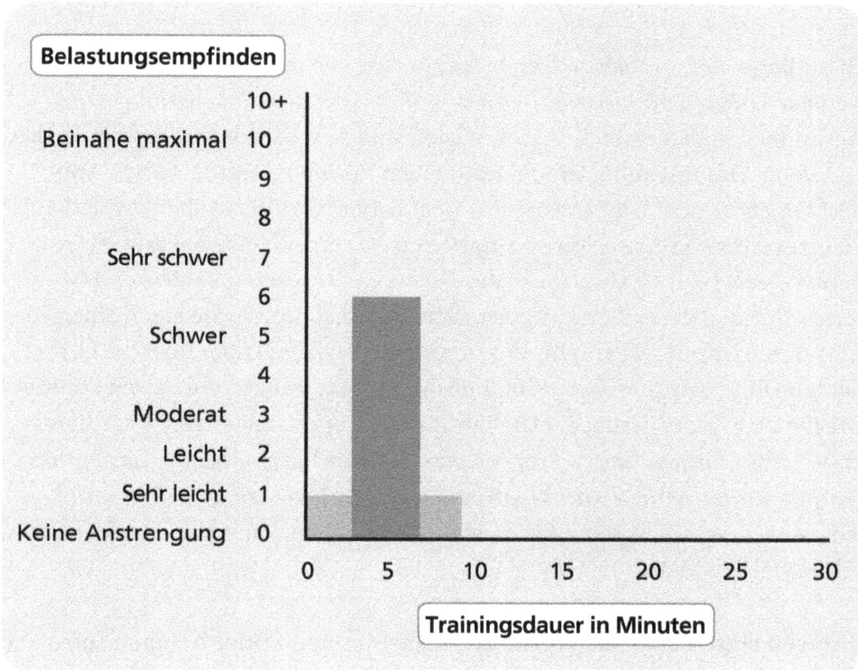

Eine Option für fitte Personen mit enormem Zeitmangel ist ein einziges hartes Intervall. Das ist das Ergebnis einer Studie, die ich 2013 in Zusammenarbeit mit Ulrik Wisløff konzipierte. Sie zeigt, dass die größten Vorteile des Intervallworkouts im ersten Sprint begründet sind. Beachten Sie, dass das Warm-up in Wisløffs Labor zehn Minuten dauerte und das Cool-down fünf Minuten. Im Interesse der Zeitersparnis habe ich diese beiden Komponenten gekürzt.

Spitzenintensität: 6

Dauer: 9 Minuten

Grundlage: Es ist möglich, das Risiko für eine Herzerkrankung mit deutlich weniger Training zu verringern, als laut der Nationalen Empfehlungen für Gesundheit angemessen ist. Ulrik Wisløff und sein Forscherteam fragten sich, wie wenig Training nötig ist, um noch einen Vorteil zu erzielen – und entdeckten etwas sehr Überraschendes. Sein Labor rekrutierte übergewichtige, aber ansonsten gesunde Männer mittleren Alters und teilte sie in zwei Gruppen: die eine Gruppe absolvierte das Norwegische Protokoll mit vier 4-Minuten-Sprints; die andere Gruppe machte dreimal pro Woche einen einzigen 4-Minuten-Sprint. Nach zehn Wochen stellte Wisløffs Labor überrascht fest, dass die Ein-Sprint-Gruppe sehr ähnliche Verbesserungen vorweisen konnte wie die Vier-Sprint-Gruppe. Die Vier-Sprint-Gruppe steigerte ihre kardiorespiratorische Fitness um 13 Prozent, was beachtlich ist – aber die Ein-Sprint-Gruppe steigerte ihre Fitness beinahe im selben Maß: um zehn Prozent. Was ich damit sagen will? Wenn Sie nicht viel Zeit haben, kann ein einzelner Sprint schon viel bewirken.

Für wen eignet sich das Workout? Ein 4-Minuten-Sprint bei einer Intensität der Stufe 6 ist nicht zu unterschätzen. Wenn Sie feststellen, dass Sie es nicht schaffen, fangen Sie einfach mit einem kürzeren Sprint an und arbeiten sich auf vier Minuten oder mehr hoch.

DAS WORKOUT

1. Wärmen Sie sich drei Minuten bei einer Intensität der Stufe 1 auf.
2. Sprinten Sie vier Minuten bei einer Intensität der Stufe 6 – also schnell genug, um beschleunigt zu atmen, aber es sollte keine Atemnot eintreten.
3. Schließen Sie das Workout mit zwei Minuten leichtem Cool-down ab.

4. Das Optimal-Workout

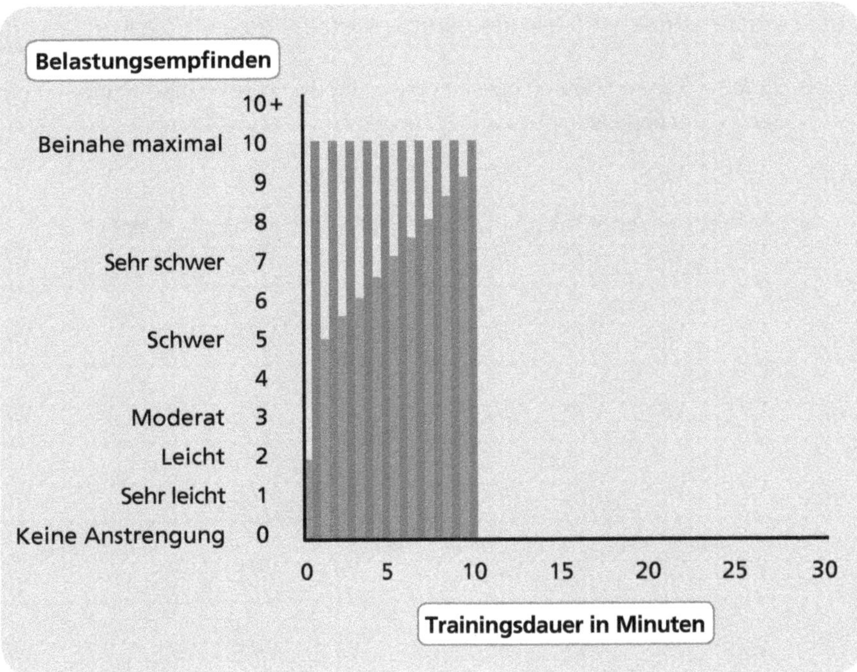

Wenn Sie sich für ein einziges Workout entscheiden müssten, dann sollte Ihre Wahl auf dieses fallen. Meine Version eines überall durchführbaren, zeitsparenden Workouts ist darauf ausgelegt, gleichzeitig die Kraft und kardiorespiratorische Fitness zu verbessern. Es enthält einige der besten Elemente der kürzesten Workouts in diesem Buch, unter anderem Körpergewichtstraining zur Steigerung der Kraft des Ober- und Unterkörpers, und aktive Erholungsphasen als kardiovaskuläres Training, damit die Herzfrequenz auf einem hohen Niveau bleibt. Dieses Workout kann ich in meinem Keller machen, in dem sich ein Standfahrrad und eine Klimmzugstange befinden. Man könnte es aber auch leicht im Park ausführen, weil man auf der Wiese sprinten und am Klettergerüst Klimmzüge machen könnte. Sie könnten auch ein Rudergerät oder andere Körpergewichtsübungen benutzen, vor allem wenn Sie keine Klimmzüge mögen (oder schaffen). Andere Modifikationen: Die Liegestütze werden leichter, wenn Sie sie auf den Knien ausführen. Sie können auch versuchen, eine festgelegte Wiederholungszahl zu erreichen, statt so viele Wiederholungen wie möglich in eine 30-Sekunden-Belastung zu packen. Obwohl das mein Ansatz ist, empfehle ich nicht, immer ein und dasselbe Workout zu machen, weil Körper und Geist Abwechslung mögen und auch brauchen.

Spitzenintensität: 10

Dauer: 10 Minuten

Für wen eignet sich das Workout? Jede gesunde Person, die sich der Herausforderung stellen will und auf der Suche nach einem Ganzkörperworkout ist.

DAS WORKOUT

1. Wärmen Sie sich 30 Sekunden mit Jumping Jacks auf.

2. Absolvieren Sie zehn Intervalle, die jeweils aus 30 Sekunden Belastung in Form einer Körpergewichtsübung und 30 Sekunden Erholung in Form einer Ausdaueraktivität bestehen. Die Körpergewichtsübungen sollten bei einer Intensität der Stufe 10 erfolgen, sodass am Ende der 30 Sekunden Muskelversagen eintritt und keine weitere Wiederholung mehr möglich ist. Senken Sie die Intensität der Kardiointervalle ein wenig; Sie könnten bei Stufe 5 anfangen und sich im Verlauf des Workouts bis auf Stufe 8 steigern. In diesen »Erholungsphasen« zwischen den Körpergewichtsübungen sollte Ihre Herzfrequenz hoch bleiben, um Ihrem Herz-Kreislauf-System einen wirksamen Trainingsreiz zu bieten.

3. Die Körpergewichtsintervalle sollten sowohl den Ober- als auch den Unterkörper beanspruchen. Eine gute Kombination sind Liegestütze, Klimmzüge und Kniebeugen. Wenn Sie es nicht schaffen, die Übung kontinuierlich 30 Sekunden auszuführen, sollten Sie nur so viele machen, wie Sie können. Sie können natürlich auch andere Übungen wie Mountain Climbers, Burpees oder Ausfallschritte machen.

4. Als Ausdaueraktivität könnten Sie auf dem Fahrradergometer fahren, Treppen steigen, eine festgelegte Strecke (im Park) zurücklegen oder auf der Stelle laufen. Sie können während des Workouts konsequent ein und dieselbe Übung wiederholen oder von Intervall zu Intervall wechseln.

5. Und das war's! Herzlichen Glückwunsch – Sie haben soeben in nur zehn Minuten eine Auswahl der wirkungsvollsten wissenschaftlich erprobten fitness- und kraftsteigernden Techniken zur Verbesserung der Gesundheit angewendet!

8

HOCHINTENSIVE ERNÄHRUNG

Dieses Buch hat sich bisher überwiegend mit der Frage befasst, wie man in kurzer Zeit fit und gesund wird, um ein langes und aktives Leben zu führen. Aber seien wir ehrlich: Wir wollen mehr als nur gesund sein. Wir wollen uns auch gut fühlen und dabei am besten noch gut aussehen.

Sportliche Aktivität bewirkt eine ganze Menge. Sie erhöht die Fitness, verbessert die Gesundheit, verringert das Risiko chronischer Erkrankungen und erhöht die Lebenserwartung. Meiner Meinung nach sind Intervallworkouts die wirksamste Form von körperlicher Aktivität – mit keinem anderen Training lässt sich so effizient eine gesundheitsfördernde Wirkung erzielen.

Aber wenn Sie die Weichen ganz neu stellen wollen, um Ihre Körperkomposition zu verbessern – man sieht besser aus, wenn man überschüssiges Fett verliert und mehr Muskelmasse hat –, dann müssen Sie auch Ihre Ernährungsgewohnheiten unter die Lupe nehmen.

Und genau darum geht es in diesem Kapitel. Es gibt gewiss zahlreiche Bücher, die Ihnen viel mehr über gesunde Ernährung erzählen können. Sie wollen ein Experte für Ernährungsfragen werden? Sie wollen eine Laufbahn als Ernährungsberater oder Diätberater einschlagen? Dann sind Sie hier an der falschen Adresse. Die meisten von uns wollen nicht gleich Ernährungsexperten werden, und das ist auch gar nicht nötig. Betrachten Sie dieses Kapitel als kurzen, knackigen Einstieg ins Thema. Sobald Sie es gelesen haben, werden Sie genug wissen, um erfolgreich abzunehmen, und kennen darüber hinaus einige kleine Tricks, um beim Essen bessere Entscheidungen zu treffen. Sie werden hier das Grundwissen erlangen, um möglichst effizient überschüssige Pfunde zu verlieren und eine definierte Physis zu entwickeln.

FITNESS UND LEIBESFÜLLE

Bevor wir an Ihrer Optik arbeiten, möchte ich Ihnen an dieser Stelle einen umfassenden Freibrief geben. Wenn es nur um die Lebensqualität geht, gibt es eine interessante Beziehung zwischen Fitness und Körperumfang, die die meisten Menschen erstaunlich finden. Viele wissenschaftliche Arbeiten deuten darauf hin, dass Fitness für die Gesundheit eine wichtigere Rolle spielt als eventuelles Übergewicht. Ein bekannter Forscher auf diesem Gebiet ist Steven Blair, Professor für Trainingswissenschaft an der University of South Carolina, der viele groß angelegte Studien geleitet hat, die den Zusammenhang zwischen Fitness, Leibesfülle und Sterberisiko untersuchen.

Im Allgemeinen belegen seine Studien das, was die meisten von uns ohnehin erwarten – dass das Risiko für gesundheitliche Beeinträchtigungen mit zunehmendem Körpergewicht steigt.

Aber als Blair und seine Kollegen ihre Ergebnisse genauer auswerteten, stellten sie etwas Interessantes fest: Das Sterberisiko übergewichtiger Menschen änderte sich grundlegend, wenn sie vergleichsweise fit waren. Das wirkt auf den ersten Blick überraschend, aber sie entdeckten, dass sich das Sterberisiko von fitten Übergewichtigen und Normalgewichtigen nicht gravierend unterscheidet. »In allen diesen Studien stellen wir bei Menschen mit hohem BMI [Body-Mass-Index] in der Regel eine höhere Rate von Todesfällen, chronischen Erkrankungen, Herzinfarkten usw. fest – wir sehen also dasselbe, was alle anderen auch sehen«, berichtete Blair dem *Guardian*. »Aber wenn wir die Mortalitätsrate *fitter* Übergewichtiger ansehen, kommen wir nicht umhin zu bemerken, dass die üblichen negativen Auswirkungen von Fett einfach verschwinden. [...] Wenn wir uns Personen ansehen, die adipös und nur mäßig fit sind [...] ist ihre Sterblichkeitsrate in den nächsten zehn Jahren nur halb so hoch wie die unfitter Normalgewichtiger. Die Fitness macht also enorm viel aus.«

Die Botschaft ist also: Wenn Sie einige oder auch viele Extrapfunde mit sich herumtragen und Ihre Lebenserwartung erhöhen wollen, dann müssen Sie nicht zwingend abnehmen. Es ist viel wichtiger, körperlich aktiv zu werden. Im Idealfall machen Sie natürlich beides, aber Sie müssen auf jeden Fall fitter werden. Vielleicht entscheiden Sie sich für die Intervallmethode und fangen fürs Erste an, flotter spazieren zu gehen. Machen Sie dann mit dem 10-mit-1- oder Fatburner-Workout weiter. Steigern Sie sich schließlich so weit, dass Sie in der Mittagspause für Ihr kurzes Workout Treppen steigen oder das One-Minute-Workout machen.

Im Idealfall gestalten Sie Ihren ganzen Alltag körperlich aktiver. Vielleicht schaffen Sie es, mit dem Fahrrad statt mit dem Auto zur Arbeit zu fahren. Oder Sie spielen nach der Arbeit mit Ihren Kindern eine Runde Fußball. Oder Sie treffen sich noch vor der Arbeit mit Ihren Freunden zum Spinning. Wichtig ist, dass Sie körperlich aktiv werden, dann ist die Wahrscheinlichkeit sehr hoch, dass Sie genauso lange leben wie jemand, der fit und normalgewichtig ist. Die Wahrscheinlichkeit ist außerdem sehr hoch, dass Sie länger leben als *unfitte* Normalgewichtige. Und die Wahrscheinlichkeit, dass Sie chronische Krankheiten wie Typ-2-Diabetes oder eine Herzkrankheit entwickeln, nimmt deutlich ab.

Das Fazit lässt sich leicht zusammenfassen: Übergewichtig und fit ist allemal besser als normalgewichtig (oder sogar schlank) und unfit. Sie sollten sich also nicht so sehr um Ihr Aussehen sorgen, sondern vielmehr Ihr Augenmerk auf die Fitness richten. Blair und seine Kollegen ziehen folgende Schlussfolgerung: »Diese Ergebnisse sind für alle Personen vielversprechend, auch für diejenigen, die es entweder gar nicht schaffen abzunehmen oder deren Gewichtsverlust stagniert, weil sie alle von den maßgeblichen gesundheitlichen Vorteilen profitieren, (indem) sie regelmäßig körperlich aktiv sind.«

INTERVALLTRAINING UND KÖRPERKOMPOSITION

Die meisten von uns wären unabhängig von ihrem Fitnesszustand lieber schlank, denn Übergewicht kann unsere Handlungsfreiheit und Mobilität beeinträchtigen. Wenn wir normalgewichtig sind, ist es wahrscheinlicher, dass wir auch in fortgeschrittenem Alter den Alltag ohne fremde Hilfe bewältigen können. Wir sind insgesamt vitaler. Wir lassen uns bereitwilliger auf neue Erfahrungen ein und schöpfen die Gelegenheiten aus, die unsere wunderbare Welt zu bieten hat.

Und sehen dabei außerdem noch besser aus.

Nehmen wir also an, dass Sie einige überflüssige Pfunde oder auch mehr mit sich herumtragen und diese gern loswerden wollen.

Der menschliche Körper reagiert auf zwei Strategien zum Abnehmen: die Änderung von Bewegung und Ernährung. Die mit Abstand effizienteste Methode ist die Ernährung – und wir gehen gleich ausführlicher auf die Frage ein, wie Sie diese Methode umsetzen können. Aber Bewegung kann Ihnen zusätzlich helfen, Ihre Körperkomposition zu verändern.

Eine der frühesten Studien, die die Wirkung von Intervallen auf die Körperkomposition untersucht hat, wurde 1994 von einem Team der Université Laval in Québec veröffentlicht. Es war eine auf 20 Wochen angelegte ehrgeizige Studie, die Intervalle mit einem traditionellen, moderat-intensiven Training verglich. Die Teilnehmer beider Gruppen nahmen zwar nicht ab, aber die Körperkomposition veränderte sich. Eine Hautfaltenmessung ergab, dass die Ausdauergruppe an drei von sechs Körperstellen Fett verlor. Die Intervallgruppe nahm an allen gemessenen Stellen ab – an der Vorder- und Rückseite des Oberarms sowie an Unterschenkel, Bauch, Hüfte und Schulterblatt. Die Hautfaltendicke der Intervallgruppe nahm ebenfalls ab. »Bei gleichem Energieverbrauch«, so folgerten die Forscher, »ist der Fettverlust größer, wenn die Trainingsintensität hoch ist.«

Eine neuere Studie der University of New South Wales von 2008 beobachtete 45 junge Frauen über einen Zeitraum von 15 Wochen. Ein Drittel der Probandinnen absolvierte im Rahmen des Programms 20 Minuten Intervalltraining pro Workout. Das zweite Drittel absolvierte 45 Minuten Ausdauertraining. Das letzte Drittel, eine Kontrollgruppe, trainierte überhaupt nicht.

Ich erwähnte die Ergebnisse dieser Studie bereits in Kapitel 6, in dem das Protokoll der ersten Gruppe unter dem Namen Fatburner vorgestellt wird: Die Probandinnen des Intervalltrainings verausgabten sich auf einem Fahrradergometer acht Sekunden maximal und erholten sich zwölf Sekunden. Sie machten insgesamt 60 Intervalle und kamen so auf eine Trainingsdauer von 20 Minuten. Die Ausdauergruppe fuhr hingegen so lange, wie sie konnte, bei 60 Prozent der maximalen Sauerstoffaufnahme, aber höchstens 40 Minuten. Die Wissenschaftler gestalteten die Studie so, dass beiden Gruppen während der Workouts ähnlich viel Energie verbrauchten.

Nach der 15-wöchigen Intervention hatten die Intervallsportlerinnen mehr Körpergewicht, Fettgewebe und Bauchfett verloren als die Ausdauergruppe. Dies ist ein erstaunliches Ergebnis, wenn man bedenkt, dass die Intervallgruppe nur 36 Minuten netto pro Woche trainierte (Warm-up und Cool-down nicht mitgerechnet), die Ausdauergruppe aber 120 Minuten. »Obwohl die Probanden [des Intervalltrainings] nur halb so viel trainierten, nahmen sie 11,2 Prozent Fettmasse ab, während die Probandinnen [des *Steady-State*-Trainings] kein Fett verloren«, stellten die Forscher fest.

WAS VERBRENNT MEHR KALORIEN – INTERVALL- ODER AUSDAUERTRAINING?

Viele Personal Trainer behaupten, dass man mit HIIT mehr Fett verbrennt als mit jedem anderen Workout. Und sie haben recht. Andere kritisieren HIIT und sagen, dass man in den kurzen Belastungsphasen nicht so viele Kalorien verbrennt wie bei einer längeren, moderat-intensiven Aktivität. Auch sie haben recht, aber nur in gewisser Weise. Wie kann beides stimmen? Wie ist es möglich, mit HIIT mehr Fett zu verbrennen, ohne während des Trainings selbst mehr Kalorien zu verbrennen? Auf diese Frage gehe ich gleich ein.

Jemand, der lange bei moderater Intensität Sport treibt, neigt dazu, *in* dieser Belastungsphase mehr Kalorien zu verbrennen als jemand, der ein Intervallworkout macht. Aber sobald das Workout vorbei ist, sieht die Sache anders aus.

Körperliche Aktivität regt den Stoffwechsel an bzw. die Rate, mit der der Körper Sauerstoff zur Energiegewinnung nutzt. Je intensiver die Anstrengung, umso größer ist die Wirkung auf den Stoffwechsel. Technisch betrachtet wird die Phase des erhöhten Stoffwechsels nach dem Sport als »Sauerstoffmehraufnahme nach Arbeitsende« bezeichnet. Viele Personal Trainer bezeichnen dies als »Nachbrenneffekt«. Je intensiver die Aktivität ist, umso mehr Kalorien werden auch anschließend noch verbraucht. Und die Kalorienverbrennung, die im Rahmen dieses Nachbrenneffekts stattfindet, ist eben nach intensivem Training größer als nach moderatem Training.

Das 10-mit-1-Protokoll zum Beispiel verbrennt nur halb so viele Kalorien wie ein 50-minütiges Ausdauertraining – obwohl beide Workouts im Hinblick auf die Verbesserung der maximalen Sauerstoffaufnahme ähnlich wirken. Aber sobald man die Aktivität einstellt, wird der Intervallsportler schneller weitere Kalorien verbrennen als der moderat trainierende Ausdauersportler.

Die Forscher in meinem Labor waren neugierig und wollten wissen, wie viele Kalorien in dieser Nachbrennphase verbraucht werden. Deshalb überlegten wir uns ein Experiment, das den Kalorienverbrauch der Probanden über

24 Stunden ab Beginn der Trainingseinheit maß. Eine Gruppe von Probanden absolvierte an einem Tag das 10-mit-1-Intervallprotokoll und an einem anderen Tag 50 Minuten kontinuierliches, moderat-intensives Training bei 70 Prozent der maximalen Herzfrequenz. Dann wurde berechnet, wie viele Kalorien die beiden Gruppen innerhalb von 24 Stunden verbrannten; gemessen wurde ab dem Beginn des Workouts.

Das Ergebnis versetzte uns in Erstaunen. Bedenken Sie, dass das kontinuierliche Training doppelt so lange dauerte wie das HIIT, die Probanden mussten also mehr als doppelt so viel Arbeit im physikalischen Sinne verrichten. Und trotzdem verbrannten sie in beiden Fällen im Verlauf der nächsten 24 Stunden ähnlich viele Kalorien. Aufgrund des Nachbrenneffekts verbrannten die Probanden in den 24 Stunden nach dem Intervalltraining genauso viele Kalorien wie nach dem Ausdauertraining. Andere Labore konnten denselben Effekt nachweisen.

Während des Intervallworkouts verbrennt man also vielleicht nicht so viele Kalorien wie mit herkömmlichem Ausdauertraining, aber durch den Nachbrenneffekt gleicht sich diese Differenz aus, was langfristig zu einem vergleichbaren Kalorienverbrauch führt.

WIE MAN ABNIMMT

Sie müssten mich mittlerweile gut genug kennen, um zu wissen, dass mir Effizienz besonders wichtig ist. Ich will keine Zeit damit vergeuden, Dinge auf umständliche Weise zu erledigen, wenn es eine schnellere Alternative gibt. Die effektivste und effizienteste Art zum Abnehmen ist die Drosselung der Nahrungszufuhr. Das ist keine neue oder bahnbrechende Erkenntnis. Eine Gewichtszu- oder -abnahme hängt größtenteils davon ab, wie viel Energie man sich in Form von Essen und Trinken zuführt. Wer mehr Kalorien zu sich nimmt als verbrennt, nimmt zu. Wenn man weniger isst, nimmt man ab.

Das ist allerdings leichter gesagt als getan. Die meisten Menschen kennen diesen Zusammenhang ja längst. Und trotzdem haben zwei von drei US-Amerikanern Übergewicht, und jeder dritte ist sogar adipös. Die meisten von ihnen *würden gern* abnehmen, zumindest theoretisch, aber es gelingt ihnen nicht.

Es gibt eine Reihe von Gründe dafür, warum so viele Menschen heutzutage übergewichtig oder adipös sind. Wenn Sie abnehmen wollen, sollten Sie daher auch eine Reihe von Dingen beachten.

Beginnen wir mit einigen Basics. Danach stelle ich fünf Taktiken vor, die Ihnen beim Abnehmen helfen sollen – oder zumindest dafür sorgen, dass Sie nicht weiter zunehmen. Zuerst gilt es herausfinden, wie viele Kalorien Sie am Tag zu sich nehmen müssen, um Ihr Gewicht zu halten, also weder zu- noch abzunehmen: Das ist Ihr Grundumsatz, also eine bestimmte Kalorienmenge, die Sie bei Ihren üblichen Alltagstätigkeiten pro Tag verbrennen. Einige Abnehmkliniken und leistungsdiagnostischen Labore verlangen viel Geld für die Ermittlung Ihres Grundumsatzes. Die akkurateste Methode zur Messung des täglichen Kalorienverbrauchs ist die sogenannte Kalorimetrie, bei der Wissenschaftler die Wärmeproduktion des Körpers analysieren. Der Proband geht in eine kleine Kammer, die mit empfindlichen Thermometern ausgestattet ist, die die vom Körper abgegebene Wärme messen. Mit diesem Wert kann man den Kalorienbedarf des Körpers bestimmen.

Eine andere Technik ist die indirekte Kalorimetrie, die wir in meinem Labor benutzen. Die Testperson sitzt auf einem Stuhl und atmet in einen Schlauch, damit wir ermitteln können, wie viel Sauerstoff sie verbraucht und wie viel Kohlendioxid sie produziert. Es ist im Grunde der Ruheteil eines Tests zur Messung der maximalen Sauerstoffaufnahme, aber in einer kontrollierteren Umgebung. Dies erfolgt über eine festgelegte Dauer, zum Beispiel eine halbe Stunde. Die Messung des Gasaustauschs bietet eine sehr genaue Schätzung des täglichen Kalorienverbrauchs.

Aber Sie können auf diese hochpräzisen Techniken verzichten und nur dann auf sie zurückgreifen, wenn Sie einen wirklich exakten, individualisierten Test brauchen. Vermutlich reicht eine grobe Schätzung Ihres Kalorienverbrauchs für Sie völlig aus.

Hierfür können Sie einen Onlinerechner benutzen. Geben Sie »Grundumsatz berechnen« in die Suchmaschine Ihrer Wahl ein und finden Sie einen Rechner, bei dem Sie Alter, Körpergröße und Gewicht eingeben können. Es sollte auch ein Feld geben, in dem Sie Ihr Aktivitätsniveau eingeben können.

Dann wird der Rechner einen Wert ermitteln – sagen wir einmal 2800 Kalorien pro Tag. Voilà – Sie haben nun eine ungefähre Vorstellung davon, wie viele Kalorien Sie benötigen, um Ihr Gewicht zu halten.

Wäre es nicht akkurater, diesen Wert mithilfe einer direkten Kalorimetrie zu ermitteln? Schon, aber für unsere Zwecke reicht diese Methode völlig aus.

Als Nächstes bestimmen wir, um wie viele Kalorien Sie Ihre Tageszufuhr senken müssen, um gesund und kontinuierlich abzunehmen. Die Höhe der Reduktion hängt ganz davon ab, wie schnell Sie abnehmen wollen. Sie könnten zum Beispiel Ihre übliche Kalorienzufuhr halbieren und in vergleichsweise kurzer Zeit viel abnehmen, würden sich dabei aber vermutlich ziemlich schlecht fühlen und möglicherweise aufgeben.

Um mehr über dieses Phänomen zu erfahren, bat ich meinen Freund Stuart Phillips um Unterstützung, der in meiner Abteilung Professor und Leiter des McMaster Physical Activity Centre of Excellence ist. Wir sind schon lange Kollegen und haben sogar am gleichen Tag unseren Dienst aufgenommen. Er hat zahlreiche Studien an übergewichtigen, unfitten Personen durchgeführt, die schlank werden und in Form kommen wollten. Phillips schlägt vor, die Tageszufuhr um 500 Kalorien zu reduzieren – das sind bei seinen Probanden etwa 15 bis 20 Prozent des Gesamtumsatzes. Jemand, der 2800 Kalorien braucht, um sein Gewicht zu halten, würde dann also nur noch 2300 Kalorien anstreben. Sie können sich 500 Kalorien nicht gut vorstellen? Ein Big Mac von McDonald's liefert etwa 540 Kalorien.

Als Faustregel gilt, dass eine Reduktion von 3500 Kalorien zu einem Gewichtsverlust von einem Pfund führt. Wenn Sie Ihre Tageszufuhr um 500 Kalorien senken, nehmen Sie pro Woche also ein Pfund ab. (Wie bei den meisten gewichtsbezogenen Dingen handelt es sich hierbei um eine Schätzung, die Sie vermutlich nicht genau einhalten können, weil jeder Mensch einen anderen Grundumsatz hat. Die Reduktion kann also höher oder niedriger ausfallen.) Für manche Leute erscheint ein Pfund pro Woche wenig – sie wollen am liebsten jeden Tag so viel abnehmen. Andere beäugen einen schnellen Gewichtsverlust sehr argwöhnisch. Sie haben vermutlich gehört, dass damit das Risiko des Jo-Jo-Effekts steigt und man gleich wieder zunimmt, oder anders: dass bei einem langsamen Gewichtsverlust die Wahrscheinlichkeit größer ist, länger schlank zu bleiben.

Phillips behauptet, dass diese Behauptung in dieser Form nicht stimmt. Er zitiert Langzeitstudien und bemerkt, dass die Geschwindigkeit, mit der man abnimmt, keine Aussagen darüber erlaubt, wie lange man das niedrigere Gewicht halten wird. Eine schnelle Gewichtsabnahme kann sogar empfehlenswert sein, weil sie die Motivation und Bereitschaft erhöht, weiterhin Sport zu treiben und sich gesund zu ernähren.

Die Art und Weise, wie man sich ernährt, spielt im Hinblick auf den allgemeinen Abnehmerfolg nur eine geringe Rolle. »Für jede Ernährungsform, die es gibt, kann man einen Befürworter finden«, sagt Phillips. »Wer sich hauptsächlich kohlenhydrat- und ballaststoffreich, aber fettarm ernähren will, folgt der Dean-Ornish-Diät. Am anderen Ende des Spektrums steht die Atkins-Diät mit fast gar keinen Kohlenhydraten, dafür aber viel Protein und Fett. Das ist in der Tat verwirrend. Man kann mit beiden Methoden gut abnehmen, solange man sich konsequent daran hält.«

Finden Sie also einen Ernährungsansatz, der Ihnen plausibel und praktikabel erscheint. Es spielt eigentlich keine Rolle, für welchen Sie sich entscheiden. Dann müssen Sie eine möglichst genaue Methode finden, Kalorien zu zählen. Viele Probanden in den von Phillips durchgeführten Studien benutzten die App MyFitnessPal, mit der man ein Ernährungstagebuch führen und ermitteln kann, wie viel Energie man sich zuführt.

Bevor wir auf die fünf Taktiken eingehen, mit denen Sie zügig und wirksam abnehmen können, möchte ich auf eine letzte Sache eingehen. Phillips ergänzt, dass es vielleicht eine Binsenweisheit ist, aber nicht oft genug betont werden kann: Als Abnehmwilliger sollte man möglichst naturbelassene Zutaten verzehren, also Obst, Gemüse, Fleisch und Milchprodukte. Vermeiden Sie verarbeitete Produkte, die sich aus vielen Zutaten zusammensetzen und möglicherweise Geschmacksverstärker und übermäßig viel Salz und Zucker enthalten. Es ist besser, sein Essen selbst zuzubereiten, weil man nur so genau wissen kann, was darin enthalten ist. Und meiden Sie Genussmittel, die kalorienreich und nährstoffarm sind, wie beispielsweise Kartoffelchips oder Süßigkeiten.

Hier sind nun Stu Phillips' fünf Tipps für eine effiziente und nachhaltige Gewichtsabnahme:

1. Essen Sie zu jeder Mahlzeit Protein

Der Körper braucht Protein für alle möglichen Aufgaben, unter anderem für den Muskelaufbau. Protein ist nötig, wenn man stärker werden und sein Aussehen durch einen höheren Anteil an Muskelmasse verbessern will. Aber es gibt auch noch andere Gründe für den Verzehr von Protein.

Erstens kann man damit auftretende Hungergefühle dämpfen. Eine proteinhaltige Mahlzeit sättigt optimal. Je mehr Protein man isst, umso satter ist man. Und zwar über einen längeren Zeitraum. Das ist wichtig, wenn man abnehmen will, denn je satter man sich fühlt, umso weniger lässt man sich bei der Speisenauswahl von spontanen Gelüsten und Heißhunger verleiten.

Beim Abnehmen besteht der Gewichtsverlust im Durchschnitt aus drei Teilen Fett und einem Teil Muskelmasse. Bei einem schnelleren Gewichtsverlust ist der Anteil der abgebauten Muskelmasse höher.

Wie Phillips in einem aktuellen Artikel in der Fachzeitschrift *Sports Medicine* hervorhebt, wäre es sowohl für das Erscheinungsbild als auch die Funktionalität am vorteilhaftesten, den Fettverlust zu maximieren und den Muskelabbau zu minimieren. Für eine schnelle Verbesserung der Körperkomposition wäre es optimal, *gleichzeitig* Fett ab- und Muskelmasse aufzubauen.

Wenn Sie Ihre Körperkomposition positiv beeinflussen wollen, sollten Sie laut Phillips also zu allen Mahlzeiten Protein konsumieren, und zwar jedes Mal etwa die gleiche Menge. Zum Frühstück führen sich manche mit einem Erdnussbuttertoast oder Eiern etwa zehn bis zwölf Gramm Protein zu. Zum Mittagessen sind es mit einem Geflügelsandwich vielleicht 15 Gramm. Abends steht dann ein Hühnerbrustfilet, ein Kotelett oder ein saftiges Steak mit einem Proteingehalt von 70 bis 80 Gramm auf dem Speiseplan.

Die Aufteilung ist also ungleichmäßig. Morgens ein wenig Protein, mittags eine weitere moderate Portion und abends deutlich mehr – und dann gibt es bis zum nächsten Morgen eine lange Pause – das ist nicht die optimale Methode, wenn man effizient Hunger vorbeugen oder seinem Körper die nötigen Bausteine liefern will, um Muskelmasse aufzubauen und zu erhalten.

Denken Sie an all die Male, in denen Sie beim Essen schlechte Entscheidungen getroffen haben. Für viele Leute ist vor allem der Vor- oder Nachmittagssnack heikel. Am Vormittag bestellen sie im Café einen gesüßten Milchkaffee, der bereits 500 Kalorien oder mehr enthält. Am Nachmittag ziehen sie am Automaten einen Schokoriegel. Das sind keine guten Entscheidungen! Der Appetit auf Süßes stellt sich in der Regel einige Stunden nach dem Frühstück und Mittagessen ein – also den beiden Mahlzeiten, bei denen wir eher weniger Protein konsumieren. Erkennen Sie einen Zusammenhang?

Um den Heißhunger im Zaum zu halten, schlägt Phillips vor, bei jeder Mahlzeit etwa gleich viel Protein zu verzehren. »Ich achte schon beim Frühstück auf eine ordentliche Portion Protein, um am Vormittag keinen Appetit auf Süßigkeiten zu entwickeln«, erklärt Phillips. »Ich esse zurzeit eine Menge Naturjoghurt.« (Der etwa 16 Gramm Protein pro 180 Milliliter enthält.)

Er isst auch viele Eier, die jahrelang in Verruf standen, den Cholesterinspiegel negativ zu beeinflussen, heute aber als gesund gelten. »Eier erfreuen sich neuerdings wieder großer Beliebtheit und stehen oben auf dem Speiseplan«, sagt er.

»Wir kommen ganz gut ohne Fett und Kohlenhydrate in der Nahrung aus, aber auf Protein können wir nicht verzichten. Deswegen stellen Profi-Bodybuilder sogar den Wecker und stehen mitten in der Nacht auf, um etwas Protein zu essen. Damit wollen sie ihren Körpern genug Baumaterial zur Verfügung stellen, um Muskelmasse zu bilden.«

Fassen Sie das jetzt bitte nicht als Aufforderung auf, mitten in der Nacht Eier zu verdrücken – das wäre übertrieben. Aber wenn Sie Fett verlieren und Muskelmasse erhalten oder sogar aufbauen wollen – und das tun viele Intervallsportler –, dann sollten Sie Ihren Muskeln die Energie liefern, die sie brauchen.

Phillips nahm eine Untersuchung zur Ermittlung der optimalen Proteindosis vor, um Muskelmasse zu erhalten und gleichzeitig abzunehmen. Erinnern Sie sich an das Verhältnis von drei zu eins, das beim Abnehmen gilt – dass man pro drei Pfund Fett ein Pfund Muskelmasse verliert? Phillips hat herausgefunden, dass man dieses Verhältnis positiv beeinflussen kann, indem man die Proteinzufuhr erhöht. Um bei der Gewichtsabnahme den Muskelabbau zu reduzieren, schlägt er vor, bei jeder Mahlzeit mindestens 0,25 Gramm Protein pro Kilogramm Körpergewicht zu verzehren. Die optimale Dosis beträgt für eine 60 Kilogramm schwere Frau, die ihren Anteil an Muskelmasse erhalten oder sogar aufbauen will, pro Mahlzeit etwa 15 Gramm. Die ideale Proteinmenge für einen 85 Kilogrann schweren Mann liegt bei etwas über 20 Gramm Protein. Wenn Sie Muskelmasse aufbauen und gleichzeitig Fett verlieren wollen, schlägt Phillips vor, die Proteinzufuhr auf 0,5 Gramm pro Kilogramm Körpergewicht zu verdoppeln.

Wenn ich »pro Mahlzeit« sage, meine ich nicht das klassische Frühstück, Mittag- und Abendessen um 7 Uhr, 12 Uhr und 18 Uhr. Akademische Studien haben vielmehr gezeigt, dass die Muskulatur von einer Proteinzufuhr im Abstand von vier Stunden am meisten profitiert.

Deshalb rät Phillips Intervallsportlern, die möglichst viel Fett, aber möglichst wenig Muskelmasse abbauen wollen, im Abstand von vier Stunden die optimale Menge von 0,25 Gramm Protein pro Kilogramm Körpergewicht aufzunehmen und sich unmittelbar vor dem Schlafengehen eine doppelte Portion zu gönnen. Sie würden demnach um 6 Uhr, 10 Uhr, 14 Uhr und 18 Uhr eine Portion Protein essen und um 22 Uhr eine doppelte Portion. Vegetarier können und sollten Tofu, Nüsse und Molkeprotein zu sich nehmen. Alle anderen, die auch Fleisch verzehren, können sich ein Stück Hähnchenbrustfilet genehmigen!

2. Trinken Sie keine Kalorien

Eine der effektivsten Abnehmstrategien ist laut Phillips denkbar einfach: Trinken Sie nur Wasser. Von dem gelegentlichen schwarzen Kaffee, Bier oder Glas Wein einmal abgesehen sollten Sie nur Wasser trinken. Wie viel? Das ist individuell unterschiedlich – für die meisten von uns reicht es völlig aus, sich am Durstgefühl zu orientieren.

Der Verzicht auf zuckerhaltige Getränke wie Limonade und Saft ist vermutlich die größte Veränderung im Speiseplan, die der durchschnittliche US-Amerikaner vornehmen muss. Es liegen uns viele Informationen über den Konsum von kohlensäurehaltigen Erfrischungsgetränken vor, weil Behörden und andere Gesundheitsorganisationen das Problem erkannt haben und angesichts ihrer Rolle im Anstieg von Adipositas beunruhigt sind. Von 1960 bis 2001 nahm der Softdrinkkonsum in den Vereinigten Staaten stetig zu, bis sie schließlich der weltgrößte Konsument für Limo, Cola und Co. wurden. 2001 wurde ein Höchststand erreicht, da machten zuckerhaltige Getränke etwa neun Prozent der Tageskalorienzufuhr der amerikanischen Bevölkerung aus, während der Anteil laut eines Infoblatts der Harvard School of Public Health in den 1970er-Jahren nur bei vier Prozent gelegen hatte. 2011 trank der durchschnittliche amerikanische Erwachsene 170 Liter Softdrinks im Jahr. Das sind eine Menge Dosen und Flaschen! In den letzten Jahren hat die breite Öffentlichkeit verstanden, welche Rolle die in den Erfrischungsgetränken enthaltenen »leeren« Kalorien für die immer stärker grassierende Adipositas spielen, und viele distanzieren sich nach und nach von der süßen Brause und trinken lieber Wasser. 2014 hat Argentinien die USA im Limonadenkonsum überholt. Laut eines Artikels mit dem Titel *The Decline of Big Soda* (»Der Niedergang der Limonadenindustrie«), der 2015 in der *New York Times* erschien, prognostiziert ein Branchenexperte, dass 2017 in Flaschen abgefülltes Wasser erstmals das beliebteste Getränk der USA sein und Limonade überholt haben wird. Zwischen 2004 und 2012 haben laut der *Times* amerikanische Kinder 79 Kalorien weniger pro Tag in Form von gesüßten Getränken konsumiert. Das klingt zwar nicht nach viel, lässt aber auf einen Gesinnungswandel hoffen.

Das Problem ist nicht allein, wie viel Zucker in der Limonade enthalten ist – obwohl das durchaus viel ist. Ein guter halber Liter Limonade enthält etwa 19 Teelöffel Zucker und 290 Kalorien. Ein weiteres Problem ist, dass die Limonade trotz der vielen Kalorien kein Sättigungsgefühl hervorruft. Man kann ein paar Dosen Cola trinken und sich damit Hunderte von Kalorien zuführen, aber trotzdem noch Heißhunger auf Burger und Pommes oder eine Tüte Chips haben.

Fruchtsäfte sind in dieser Hinsicht nicht viel besser als gezuckerte Erfrischungsgetränke. Orangensaft enthält zum Beispiel mehr Kalorien als Cola – etwa 112 statt 97 Kalorien pro Glas mit einem Fassungsvermögen von 240 Millilitern. Bei dieser Menge sind in der Cola etwa sieben Teelöffel Zucker enthalten, im Orangensaft sechs Teelöffel. Apfelsaft enthält ähnlich viele Kalorien und (Frucht-)Zucker wie Orangensaft.

Und was ist mit Sportgetränken? Viele sind verglichen mit Standardsoftdrinks kalorienreduziert, aber es lohnt immer ein Blick auf das Nährwertetikett – und auch die reduzierte Kalorienmenge addiert sich über den Tag.

Wenn Sie also abnehmen wollen, sollten sie zuerst alle kalorienhaltigen Getränke meiden. Trinken Sie Wasser, sonst nichts. Anstelle von Sportgetränken und Saft. Auf jeden Fall anstelle von Limonade. Trinken Sie einfach nur Wasser.

Darüber hinaus sollten Sie auch auf Diätlimonade mit künstlichen Süßstoffen verzichten. Ein Team israelischer Forscher veröffentlichte 2014 in *Nature* eine Studie, die darauf hinwies, dass sich Verbundstoffe wie Aspartam negativ auf die Darmflora auswirken und eine Insulinresistenz hervorrufen können. Diese erhöht das Risiko für Diabetes und trägt ironischerweise – trotz des Verzichts auf Zucker – zu Adipositas bei.

Man kann nicht immer alles perfekt machen. Selbst Phillips genehmigt sich hin und wieder ein Bier, wenn er das Gefühl hat, dass seine Woche gut gelaufen und eine Belohnung angebracht ist. Das ist völlig in Ordnung. Wenn gesunde Verhaltensweisen durch Belohnungen positiv verstärkt werden, erhöht man die Wahrscheinlichkeit, auch künftig gute Entscheidungen zu treffen. In allen anderen Fällen gilt die Grundregel: Halten Sie sich an Wasser.

3. Wenn Sie schon naschen müssen, dann essen Sie Mandeln

Es ist spätabends, die Kinder schlafen und Sie sitzen mit einem Buch oder dem Tablet-PC auf dem Sofa, stöbern durch die sozialen Medien oder sehen sich vielleicht eine Folge Ihrer Lieblingsserie an. Und plötzlich bekommen Sie Appetit auf einen kleinen Snack. Mir geht es ja nicht anders. Ich habe zum Beispiel eine große Schwäche für Kartoffelchips. Ich kann die Tüte aufreißen und mich mit Genuss darüber hermachen. Ich bin bekannt dafür, gelegentlich eine ganze Tüte auf einmal zu leeren.

Das Problem ist, dass Chips laut Phillips das ultimative Feindbild sind. Sie sind energiereich und nährstoffarm – typisches Junkfood eben. Eine Portion (30 Gramm) Kartoffelchips liefert 160 Kalorien, aber niemand hört nach nur 30 Gramm auf zu essen. Eine handelsübliche Tüte mit 250 Gramm Kartoffelchips kommt auf satte 1440 Kalorien. Das ist etwa die Hälfte meines Tagesbedarfs und viel mehr Salz, als ich eigentlich brauche.

Phillips rät, statt Chips Nüsse und Kerne zu essen, wenn man Appetit auf einen Snack hat. Früher galten Nüsse wegen ihres hohen Fettgehalts als wenig empfehlenswert. Beim Fett handelt es sich allerdings um herzgesunde, mehrfach ungesättigte Fettsäuren. Phillips empfiehlt den Verzehr von Mandeln, die in den letzten Jahren wieder beliebter geworden sind. »Vor einem Jahrzehnt waren Mandeln ein Snack«, sagt Phillips. »Jetzt gelten sie als gesundes Nahrungsmittel. Sie stehen bei den meisten Gesundheitsexperten mittlerweile hoch im Kurs.«

Mandeln haben ungefähr so viele Kalorien wie Chips – etwa 160 Kalorien pro 30 Gramm. Aber Nüsse sind aus gesundheitlicher Sicht vorteilhaft. 30 Gramm Mandeln enthalten sechs Gramm Protein und 3,5 Gramm sättigende Ballaststoffe. Sie zeichnen sich außerdem durch viele Nährstoffe wie Vitamin E, Mangan, Magnesium und Kupfer aus. Mit einer Handvoll Mandeln kann man aufkommende Hungergefühle wirksam stillen und muss auch ordentlich kauen.

Phillips weist außerdem darauf hin, dass Mandeln schwer verdaulich sind. Dem menschlichen Verdauungsapparat fällt es schwer, überhaupt alle darin enthaltenen Kalorien zu extrahieren. Die in Chips enthaltene Energie kann hingegen leicht in Fett verwandelt werden. Wegen ihrer festen Konsistenz muss man Nüsse und Kerne erst mühsam zerkleinern, und dieser Verarbeitungsprozess hält den Körper wiederum davon ab, die gesamte enthaltene Energie effizient zu verwerten. Während man sich also mit 30 Gramm Nüssen grundsätzlich 160 Kalorien zuführt, scheidet man etwas später einen Teil davon wieder aus.

Schließlich sagt Phillips, dass Nüsse und Kerne eine negative Korrelation mit allen möglichen Krankheiten aufweisen. Oder anders ausgedrückt: Je mehr Nüsse man isst, umso geringer ist das Risiko für Herzkrankheiten, Diabetes und viele andere Zivilisationsleiden. »Wenn ich naschen will«, sagt er, »dann esse ich Mandeln.«

4. Intermittierendes Fasten

Wir erwähnen diese Technik, weil wir Ihnen helfen wollen, möglichst schnell und effizient fit und schlank zu werden. Sie eignet sich vor allem, wenn Sie nicht viel Zeit haben und jetzt gleich eine Änderung vornehmen wollen.

In diesem Fall möchten Sie sicher mehr über eine der faszinierendsten Abnehmmethoden der letzten Jahre erfahren, die in der Fachliteratur zurzeit viel diskutiert wird: intermittierendes Fasten oder Intervallfasten, phasenweises

Hungern, regelmäßig eine Zeit lang komplett auf Nahrung verzichten. Freiwillig.

Menschen fasten schon seit Jahrtausenden aus allen möglichen Gründen. Juden fasten an Jom Kippur einen Tag, während Moslems im Ramadan einen Monat lang von Sonnenauf- bis Sonnenuntergang weder essen noch trinken.

Die Wissenschaft hat eingehend untersucht, wie sich das Fasten auf den menschlichen Körper auswirkt. Man kommt länger ohne Nahrung aus, als man denkt. Alex Johnstone von der University of Aberdeen, Schottland, hat einen hervorragenden Überblicksartikel zum Thema geschrieben. Johnstone erwähnt einen 27 Jahre alten, 207 Kilogramm schweren Mann, der 1965 die Nahrungsaufnahme einstellte. Sein Gewichtsverlust wurde von Ärzten der University of Dundee beaufsichtigt und gilt als längste bekannte, nicht tödlich verlaufende Fastenkur aller Zeiten. Er nahm nur Kaliumtabletten und Multivitaminpräparate zu sich und verlor so 125 Kilogramm bzw. rund 60 Prozent seines ursprünglichen Körpergewichts. Die Fastenkur dauerte 382 Tage, also über ein Jahr.

Die Hauptaussage? Einen oder zwei Tage Fasten werden Ihnen körperlich keinesfalls schaden, wenn Sie in dieser Zeit viel Wasser trinken. Phillips erwähnt Daten über viele Tierarten, die darauf hindeuten, dass eine wechselnde Nahrungsverfügbarkeit die Lebenserwartung erhöht. Tests an verschiedenen Tierarten haben gezeigt, dass ein hohes Kaloriendefizit von 20 bis 40 Prozent der üblichen Tageszufuhr eine Reihe vorteilhafter Änderungen herbeiführt, beispielsweise eine höhere Lebenserwartung, ein reduziertes Krebsrisiko und eine bessere Insulinsensitivität.

Was passiert beim Fasten? Es wurden zwar noch keine Langzeitstudien durchgeführt, aber es gibt in Nordamerika eine Gruppe, die es für gesund hält, die Kalorienzufuhr dauerhaft extrem niedrig zu halten. Diese Bewegung ist als Kalorienrestriktion bekannt und wurde von dem US-Amerikaner Roy Walford gegründet, einem Professor der UCLA Medical School. Walford nahm als einer von acht Teilnehmern an einem Experiment teil, das von 1991 bis 1993 in dem geschlossenen künstlichen Ökosystem Biosphere 2 stattfand. Er überredete damals die anderen sieben sogenannten Bionauten dazu, sich nährstoffreich, aber kalorienarm zu ernähren – was nur durch eine Kalorienrestriktion möglich war. Als die Bionauten die Einrichtung verließen, hatten sich ihre

Cholesterinspiegel, ihr Blutdruck und andere Gesundheitsmarker deutlich verbessert.

Die Anhänger der Kalorienrestriktion führen sich je nach Körpergewicht 1300 bis 2000 Kalorien pro Tag zu. Ihr Body-Mass-Index liegt in der Regel bei 15 oder 16 – ein Mann mit einer Körpergröße von 1,83 Meter wiegt beispielsweise 52 Kilogramm, was eindeutig zu wenig ist. (Normal wäre für diesen Mann ein Gewicht zwischen 64 und 82 Kilogramm, das entspricht einem BMI von 19 bis 24.) Trotzdem behaupten die Anhänger dieser Bewegung, dass ihre Blutwerte vorbildlich seien.

Weder ich noch Stu Phillips empfehlen eine langfristige und dauernde Kalorienrestriktion. Wir sagen vielmehr, dass jemand, der auf der Suche nach einer schnellen Abnehmstrategie ist, *intermittierendes Fasten* in Erwägung ziehen sollte.

Es gibt verschiedene Ansätze. Einer Version zufolge fastet man einen Tag (24 Stunden), bevor man am Folgetag wieder normal isst und seinen Appetit als Maßstab für die zugeführte Nahrungsmenge nimmt. Einer anderen Version zufolge isst man an einem Tag wie gewohnt und schränkt am Folgetag seine Kalorienzufuhr um 25 bis 50 Prozent ein. Der Brite Michael Mosley stellte 2013 in seinem Buch *The Fast Diet* ein anderes Konzept vor, demzufolge man an fünf Tagen in der Woche normal isst und in den folgenden zwei Tagen seine Tageszufuhr radikal senkt: Frauen auf 500 Kalorien und Männer auf 600 Kalorien. Phillips selbst schlägt eine deutlich einfachere Variante vor: Er empfiehlt, sechs Tage in der Woche normal zu essen und einen Tag zu fasten (keinerlei feste Nahrung, nur Wasser).

»Selbst wenn man nur hin und wieder intermittierend fastet«, verspricht Mosley, »würde diese Maßnahme eine deutliche positive Auswirkung auf Blutzucker-, Blutfett- und andere Gesundheitswerte haben.« Das liegt daran, dass intermittierendes Fasten einige derselben Vorteile zu bieten scheint wie die Kalorienrestriktion, dabei aber wesentlich einfacher umsetzbar ist.

Alex Johnstone untersuchte zum Beispiel, was mit 24 männlichen und weiblichen Probanden passierte, die von 20 Uhr abends bis zum Frühstück um acht Uhr morgens am übernächsten Tag nichts aßen (sie fasteten also 36 Stunden). Jeder nahm während des Fastens ab – Männer im Durchschnitt 1,33 Kilogramm und Frauen ein Kilogramm. Was *nach* dem Fasten geschah, hilft zu erklären, warum diese Diätform zunehmend beliebter wird. Am Tag nach dem Fasten aßen die Probanden – wie erwartet – mehr als üblich. Aber sie aßen nicht genug, um das gesamte Defizit des Vortags auszugleichen, sie erhöhten ihre Kalorienzufuhr im Vergleich zum Tag vor dem Fasten nur um 20 Prozent. Eine mögliche Erklärung dafür ist, dass die Probanden ihr Fasten normalerweise automatisch mit einem fettreichen Frühstück brechen – und Johnstone stellte die Theorie auf, dass das sich einstellende Sättigungsgefühl das Bedürfnis dämpft, im weiteren Tagesverlauf besonders viel zu essen.

Es handelte sich hierbei aber nur um eine kurzfristige Fastenintervention. Was geschieht, wenn man abwechselnd einen Tag normal isst und einen Tag fastet? Johnstone erwähnt eine Studie, bei der adipöse Probanden acht bis zwölf Wochen lang an jedem zweiten Tag fasteten. Dabei verringerten sie ihr Körpergewicht um fünf bis sechs Prozent und ihren Taillenumfang um fünf bis sieben Zentimeter. Das Interessante an dieser Studie ist laut Johnstone, dass die adipösen Probanden mit der Zeit am Tag des Fastens weniger hungrig waren. Dadurch konnten sie ihre Kalorienzufuhr einschränken, ohne ständig von Hunger geplagt zu werden.

Sollten Sie an den Fastentagen Intervalltraining praktizieren, wenn Sie intermittierend fasten? Das hängt ganz von Ihnen ab. Manchen wird schwindlig, anderen geht es gut. Wenn Sie am Fastentag trainieren wollen, können Sie das gern tun. Aber wenn Sie zu jenen gehören, die etwas essen müssen, bevor sie Sport treiben, sollten Sie diesem Bedürfnis nachkommen. Mit anderen Worten: Setzen Sie Ihren gesunden Menschenverstand ein!

5. Bewegung

Ein erfolgreicher Gewichtsverlust setzt grundsätzlich voraus, dass man täglich kleine Veränderungen vornimmt, die mit der Zeit zur guten Gewohnheit werden. Es ist schwer, spezifischer zu werden. Wer erfolgreich abnimmt und anschließend sein neues Gewicht hält, wendet alle möglichen Strategien an, um seine Kalorienzufuhr dauerhaft zu senken.

Phillips, der sich auf die Taktiken des National Weight Control Registry verlässt, eine Datenbank mit Informationen über Personen, die einen Gewichtsverlust von mindestens 13 Kilogramm vorweisen können und über ein Jahr nicht wieder zugenommen haben, bestätigt, dass es kein »Wundermittel« gibt, mit dem man langfristig erfolgreich abnehmen könne.

Ob Sie sich nun an Paläo, Atkins, South Beach oder Low Carb halten, viel oder wenig Fett konsumieren – abnehmen werden Sie langfristig nur, wenn Sie konsequent bleiben. Solange Sie sich an ein Ernährungskonzept halten, werden Sie damit abnehmen.

Das National Weight Control Registry konnte einige Gemeinsamkeiten zwischen den Personen ausmachen, die nicht wieder zunahmen. Die meisten berichteten, dass sie nach dem Gewichtsverlust mit einer fettreduzierten, kalorienarmen Ernährung und viel Sport nicht wieder zunahmen. Etwa 78 Prozent der Bevölkerung frühstückt täglich – es ist allerdings nicht vermerkt, wie viele davon proteinreich frühstücken. Interessanterweise geben 62 Prozent an, dass sie weniger als zehn Stunden pro Woche fernsehen. Und schließlich sagen 75 Prozent, dass sie sich mindestens einmal pro Woche wiegen.

Aber die größte Gemeinsamkeit, die alle Personen aufweisen, die ihren Gewichtsverlust langfristig halten können, ist eine regelmäßige sportliche Betätigung. 94 Prozent derer, die erfolgreich abnahmen und ihr Gewicht hielten, wurden körperlich aktiver, die meisten von ihnen gingen spazieren. 90 Prozent trainierten täglich auf die eine oder andere Weise.

Aber diese Menschen trainieren nicht, weil sie dadurch Kalorien verbrennen. Die Gründe für ihre körperliche Aktivität und ihren Gewichtverlust sind viel komplexer.

Hier ist die Erklärung dafür, warum Sport allein nicht hilft, um abzunehmen. Erinnern Sie sich an die 3500-Kalorien-Regel, die ich weiter vorne in diesem Kapitel genannt habe? Nun, nach einer Weile lässt der Effekt nach. Sagen wir einmal, dass Sie abnehmen wollen und anfangen, regelmäßig eine festgelegte Strecke zu gehen. Wenn Sie jeden Tag 1,5 Kilometer gehen, verbrennen Sie zusätzlich hundert Kalorien pro Tag. Über einen Zeitraum von fünf Jahren sollte sich ein Energiedefizit von hundert Kalorien pro Tag auf einen Fettabbau von 22,5 Kilogramm belaufen. Jemand, der täglich 1,5 Kilometer geht, nimmt in fünf Jahren im Durchschnitt aber eher 4,5 Kilogramm ab (sofern sich sonst keine weiteren Parameter ändern). Das liegt daran, dass sich der Körper an den aktivitätsbedingten Gewichtsverlust anpasst. Je weniger Körpermasse man hat, umso weniger Kalorien benötigt man.

Um es ganz rigide zu erläutern: Wir stellen uns vor, Sie möchten einen Donut essen. Um diese Entscheidung zu rechtfertigen, beschließen Sie, später eine Runde zu laufen, um die Extrakalorien zu verbrennen. Meiner Meinung sollten Sie gleich ganz auf den Donut verzichten. Wenn Sie Ihre Kalorienzufuhr drosseln wollen, ist es am besten, einfach weniger zu essen.

Warum ist Training für einen erfolgreichen Gewichtsverlust trotzdem entscheidend? Körperliche Aktivität bietet eine Reihe von Vorteilen, um beim Abnehmen durchzuhalten. Das ist vermutlich auch der Grund dafür, dass die National Weight Control Registry Sport befürwortet. Körperliche Betätigung verbessert unter anderem die Laune, lindert depressive Verstimmungen und Stress. Sie dient als Korrektiv, das dem Abnehmwilligen dabei hilft, motiviert zu bleiben und weiter daran zu arbeiten, sein Leben zu verbessern.

Was ist also wichtiger – Ernährung oder Bewegung? Diese Frage wird Physiologen ständig gestellt. Phillips sagt gern, dass Muskulatur im Kraftraum entsteht und Fett in der Küche verschwindet. Aber Tatsache ist: Wenn Sie gut aussehen und sich gut fühlen wollen, ist der Doppelpack aus körperlicher Aktivität und gesunder Ernährung besser als nur die eine oder andere Komponente. Phillips und ich sind uns einig: Machen Sie beides. »Sie summieren sich nicht nur zu einem besseren Endergebnis«, sagt er, »sondern wirken auch synergetisch zusammen, verstärken sich also gegenseitig.«

ABSCHLIESSENDE GEDANKEN

Ich möchte Ihnen zum Abschluss eine Geschichte erzählen. Sie handelt von einem Mann, dem ich an der University of Windsor begegnet bin. Die Uni in meiner Heimatstadt Windsor, Ontario, liegt auf der kanadischen Seite gegenüber von Detroit. Damals nahm ich regelmäßig mit großer Begeisterung an Triathlon-Veranstaltungen teil. Um ein besserer Schwimmer zu werden, meldete ich mich für einen leistungsorientierten Schwimmkurs an. Dort lernte ich Greg kennen, der ein hervorragender Athlet war. Er war einer der fittesten

Männer, die ich jemals gesehen hatte. Er war 1,83 Meter groß und wog um die 77 Kilogramm. Er war bereits über 30 Jahre alt und lief den Marathon in unter 2:30 Stunden. (Zur Information: Nur etwa ein Prozent aller Teilnehmer sind in der Lage, einen Marathon in unter drei Stunden zu schaffen.) Greg zählte zu den besten Langstreckenläufern der Region und war bei einem Marathon in der Nähe einmal unter den zehn besten Finishern.

Eines Tages erzählte er mir, wie er zum Leistungssport gekommen war. Er fing als ganz normaler Durchschnittstyp an. Er war keine Sportskanone. Mit Anfang 20 arbeitete er in einer Fabrik. Er heiratete, nahm zu und steuerte geradewegs auf ein Leben als Couch-Potato zu.

Dann zog seine Frau eines Abends mit ihren Freundinnen los und landete in einem Stripklub für Frauen. Als sie später nach Hause kam, erzählte sie ihrem Mann begeistert, wie gut die Männer gebaut waren, die sie dort gesehen hatte. Das ärgerte Greg so sehr, dass er sagte: »Weißt du was? Ich werde ab sofort auch in Form kommen.« Er stellte seine Ernährung um und fing mit dem Laufen an.

Die Rettungsringe schmolzen dahin, und schon bald galt er in seiner Gegend als hervorragender Triathlet. Zu jener Zeit, mit über 30 Jahren, entdeckte er zum ersten Mal, dass er über eine außergewöhnliche Physis verfügte und eine maximale Sauerstoffaufnahme hatte, die ihresgleichen suchte.

Was ich damit sagen will: Auch Sie könnten wie Greg sein. Vielleicht nicht in demselben Ausmaß, aber in unserem Labor stoßen wir immer wieder auf solche Fälle. Wir treffen auf eine Frau, die nie zuvor ernsthaft trainiert hat, schließen sie an ein Atemgerät an, setzen sie auf ein Fahrradergometer und stellen fest, dass sie eine maximale Sauerstoffaufnahme hat, mit der sie zu den besten fünf Prozent ihrer Altersgruppe zählt. Das genetische Potenzial war schon immer da – nur wusste sie es nicht, weil sie sich nie in diesem Ausmaß gefordert hat.

Also ja: Die genetischen Grundvoraussetzungen spielen in dieser Gleichung durchaus eine Rolle. Manche Leute sind von Natur aus mit einem enorm effizienten »Motor« ausgestattet. Manche nehmen schnell ab, andere langsam – dafür können Letztere ihre Muskelmasse besser erhalten. Phillips stellte das in zwei Studien fest. Er nahm an jungen Männern und Frauen Tests vor, in denen ihre Sport- und Essgewohnheiten so verändert wurden, dass sie in möglichst kurzer Zeit fit und schlank wurden. Die Ergebnisse waren bei einigen Teilnehmern beeindruckend, bei anderen nicht. Manche kamen in Rekordzeit in Form, bei anderen dauerte es länger.

Fazit: Die meisten Menschen sind körperlich durchaus in der Lage abzunehmen. Viel schwieriger ist es, sich auf dem neuen, niedrigeren Gewicht einzupendeln und es zu halten. Auch in diesem Zusammenhang spielen die Gene eine wichtige Rolle, obwohl natürlich viele andere Faktoren ebenfalls zu berücksichtigen sind. Gehen Sie also nicht zu hart mit sich ins Gericht. Seien Sie in Sachen Essen nicht zu streng. Betrachten Sie die obigen Regeln eher als Empfehlungen, an die Sie sich zu halten versuchen, und wenn Ihnen das nicht gelingt – dann probieren Sie einfach weiter. Es geht nicht darum, so rigoros wie möglich zu sein, sondern eher darum, durchzuhalten und über viele Jahre hinweg eine gesunde, maßvolle Ernährung anzustreben.

Sobald Sie Ihr Zielgewicht erreicht haben, sollten Sie sich an eine Maxime halten, die Sie hoffentlich für den Rest Ihres Lebens befolgen: die 80/20-Regel. Distanzieren Sie sich etwas von den strengen Vorgaben, die Sie zum Ziel geführt haben. Ein extrem rigoroser Ernährungsplan ermöglicht Ihnen vielleicht kurzfristig Erfolge, wird aber langfristig mit größter Wahrscheinlichkeit zum Scheitern führen. Sie sollten daher versuchen, 80 Prozent Ihrer Mahlzeiten gesund und ausgewogen zu gestalten, während die übrigen 20 Prozent dem Genuss dienen. Das ist die Belohnung dafür, dass Sie körperlich aktiv sind und sich grundsätzlich gesund ernähren. Sie haben dann die Freiheit, sich nicht mehr so viele Gedanken über jede einzelne Speise machen zu müssen.

Das nächste Kapitel beschäftigt sich mit der Frage, wie sportliche Aktivitäten und Intervalltraining in der Zukunft aussehen könnten. Wir werden auf das Phänomen eingehen, dass jeder Mensch anders auf körperliche Belastung anspricht, und beleuchten die gerade im Entstehen befindliche Wissenschaft einer Trainingsgestaltung, die individualisiert auf die biologischen Bedürfnisse des Anwenders zugeschnitten ist.

9

DAS PERFEKTE TRAINING FÜR SIE

Meine Frau hat sich vor einiger Zeit über Netflix sämtliche Staffeln der allseits bekannten Sitcom *Friends* angesehen. Ich sah mir die Folge »Flirtverbot« mit ihr an, in der Phoebe mit dem Joggen anfängt. Nachdem Rachel mit Phoebe durch den Central Park gelaufen ist, beschwert sie sich, dass ihre Freundin beim Laufen aussähe wie »eine Kreuzung aus Kermit dem Frosch und dem Sechs-Millionen-Dollar-Mann«. Rachel ist es offenbar peinlich, mit Phoebe zusammen beim Joggen gesehen zu werden. Um die Situation zu vermeiden, gibt sie sogar vor, sich den Fuß verstaucht zu haben.

Ich muss immer an diese Folge denken, wenn ich Geschichten von Leuten höre, die in der Öffentlichkeit Intervalltraining praktizieren – auf einer Straße in der Innenstadt zum Beispiel, am helllichten Tag. Statt ihre Zeit damit zu verbringen, nach einem Parkplatz zu suchen, fahren sie beispielsweise mit dem Fahrrad zur Arbeit und bauen 30-Sekunden-Sprints ein, die ihre Oberschenkel zum Glühen bringen und eine stimmungsaufhellende Wirkung haben. Ich habe einen Freund, der quer durch die Innenstadt von Toronto rennt, um seine Besorgungen zu machen. Weil er so viel sprintet, holt er seine Tochter keuchend und mit hochrotem Kopf von der Schule ab. Dabei zieht er schiefe Blicke auf sich. Passanten fragen sich vielleicht, ob er auf der Flucht ist. Aber er fühlt sich hervorragend.

Intensives Training in der Öffentlichkeit wird von vielen immer noch argwöhnisch beäugt. Nach einem guten, harten Sprint sieht man natürlich ein wenig mitgenommen aus: rotes Gesicht, zerzauste Haare, Keuchen. Wie Phoebe in *Friends* ist es diesen Leuten nicht peinlich, in der Öffentlichkeit intensiv zu trainieren und als solche erkannt zu werden. Es macht ihnen Spaß und es ist ihnen völlig egal, wie sie dabei aussehen. Aber den meisten Leuten geht es eher wie Rachel – es ist ihnen peinlich, sich in einem Workout völlig zu verausgaben und sich eine Blöße zu geben.

Stellen Sie sich vor, es wäre gesellschaftlich akzeptiert, einen Satz Burpees zu machen, während man in der Bank am Schalter ansteht. Oder die Treppe rauf und runter zu rennen, statt auf sein Tablet oder Smartphone zu starren, während man auf die Einfahrt der U-Bahn wartet. Oder im Bus zwischen einem Satz Kniebeugen und Liegestützen einige Klimmzüge an den Haltegriffen zu machen.

Ja, ich weiß. Bis dahin ist es noch ein weiter Weg, aber es scheint, als wären wir besser beraten, wenn wir unser Training nicht auf den Fitnessclub oder

Kraftraum beschränken würden, sondern überall und jederzeit Sport treiben könnten.

Eine solche Zukunftsvision wäre wirklich faszinierend.

Eine Firma in Großbritannien will mit einem Produkt namens High Octane Ride diese Zukunft Wirklichkeit werden lassen; es handelt sich dabei um ein spezielles Fahrradergometer, das mit Software und einem Sichtschutz ausgestattet ist. Die ganze Konstruktion nimmt etwa so viel Platz ein wie ein Schreibtisch und soll der britischen Bevölkerung die Möglichkeit bieten, nahezu überall ein kurzes Sprintworkout zu absolvieren, zum Beispiel im Büro, im Kaufhaus oder im Park.

Das High Octane Ride nutzt eine Form von Intervalltraining, das aus 20-Sekunden-Sprints besteht, die unserem One-Minute-Workout ähneln: extrem kurze *All-out*-Belastungen, auf die längere Erholungsphasen mit leichter Intensität folgen.

Mich fasziniert am High Octane Ride die Tatsache, dass praktisch jeder dieses Gerät benutzen kann, ganz gleich, welche Kleidung er trägt oder welche Tätigkeit er eben noch ausgeübt hat.

Das Workout ist laut Herstellerfirma zwar intensiv, aber andererseits so schnell vorbei, dass der Anwender kaum ins Schwitzen kommt. So ist es möglich und zudem auch praktisch, das Workout in Alltagskleidung zu absolvieren, zum Beispiel im Büro zwischen zwei Besprechungen oder Telefonkonferenzen. »Weil es keinen Grund gibt, die Kleidung zu wechseln oder sich anschließend zu duschen, eignet sich [das High Octane Ride] hervorragend für den Arbeitsplatz«, heißt es in der Werbebroschüre. »Ein Workout am Morgen kann die Fettverbrennung anregen ... und stellt am Ende des Arbeitstages einen positiven Ausklang und Einstieg in den Feierabend dar.« Und dann gibt es noch einen Satz, den ich besonders originell finde: »Eine Dreiviertelstunde Joggen ist so was von 2014.«

Wie ich im Laufe dieses Buchs erklärt habe, hat uns die Forschung der letzten Jahrzehnte gelehrt, dass körperliche Aktivität viele gesundheitliche Vorteile bietet. Hinsichtlich der Zeitersparnis ist Intervalltraining die beste Methode, um seine Fitness zu verbessern – entweder in Form von hochintensivem Intervalltraining oder der brutalsten Variante, dem Sprintintervalltraining. Manchmal haben wir das Gefühl, dass uns die Zeit für ein strukturiertes

Workout fehlt, weshalb manche Leute es gar nicht erst versuchen. An solchen Tagen wäre es optimal, wenn wir in die kurzen Pausen, die sich im Alltag eröffnen, kleine Sprints integrieren könnten. Hilfsmittel wie das High Octane Ride geben uns die Gelegenheit, weitgehend ungestört und auf gesellschaftlich akzeptable Weise zu trainieren.

Stellen Sie sich also eine Zukunft vor, in der Kabinen mit High Octane Rides strategisch günstig in der Stadt aufgestellt sind. Momentan gilt es als völlig normal, in der Arbeitspause ins Café zu gehen, um sich dort ein kalorienreiches, koffeinhaltiges Getränk und ein Stück Kuchen zu kaufen. Stellen Sie sich aber nun eine Zukunft vor, in der erschöpfte Büroangestellte in einer Kabine verschwinden, um sich dort mit *All-out*-Sprints abzureagieren, um dann erfrischt und ausgeglichen an die Arbeit zurückzukehren. Regelmäßig angewendet, würden sie dadurch fitter werden. Stress und das Risiko für Krankheiten wie Herzinsuffizienz und Diabetes würden abnehmen. Auch die Gemütsverfassung würde sich bessern.

Um das High Octane Ride bekannter zu machen, hat das Unternehmen ein Modell im Harvey Nichols aufgestellt, einem Kaufhaus im vornehmen Londoner Stadtteil Knightsbridge. Die Journalistin Toni Jones vom *Telegraph* probierte es in zwölf Zentimeter hohen Designer-High-Heels aus. »Nach dem zweiten Sprint war ich völlig außer Atem und hatte das Gefühl, als wären meine Beine aus Pudding«, schreibt sie. »Binnen fünf Minuten hatte mein Körper sich erholt, ich sah normal aus und konnte ins Büro zurückkehren, ohne meine Kleidung wechseln oder den Lippenstift nachziehen zu müssen.«

Ich schätze an hochintensivem Sprintintervalltraining vor allem, dass jeder damit die Möglichkeit hat, seine Fitness zu verbessern. Wir können nicht mehr vorgeben, dass uns die Zeit zum Trainieren fehlt. Diese Ausrede würde noch hinfälliger werden, wenn überall Fitnessstationen wie das High Octane Ride verfügbar wären. Vielleicht ist das Wunschdenken, aber die Welt wäre deutlich besser, wenn wir genügend Bewegung hätten, um gesund zu sein und auch zu bleiben.

DAS PROBLEM AUSBLEIBENDER RESPONSE

Dann gibt es noch Menschen, die auf sportliche Aktivität einfach nicht reagieren. Wie können wir diese Zielgruppe erreichen? Anfang der 1980er-Jahre fing man an der Université Laval in Québec gezielt an, solche Personen zu untersuchen. Claude Bouchard, mittlerweile Lehrstuhlinhaber für Genetik und Ernährung am Pennington Biomedical Research Center in Louisiana, war maßgeblich daran beteiligt. Im Rahmen seiner HERITAGE-Familienstudie unterzogen sich 700 Erwachsene einer 20-wöchigen Intervention mit Ausdauertraining. Nachdem Bouchard jahrelang Zwillingsforschung betrieben hatte, wollte er herausfinden, ob Trainierbarkeit – die Fähigkeit, durch sportliche Aktivität seine Fitness zu verbessern – eine genetische Eigenschaft und somit erblich ist. Die HERITAGE-Studie konnte diese Annahme bestätigen. Mittlerweile betrachten wir es als selbstverständlich, dass jemand, dessen Vater oder Mutter ein guter Läufer war, selbst wahrscheinlich ein guter Läufer ist.

Aber Bouchards Forschung offenbarte noch etwas anderes. Er bemerkte, dass seine Probanden hinsichtlich der Trainingsreaktionen eine enorme Variabilität aufwiesen. Die durchschnittliche Verbesserung der kardiorespiratorischen Fitness betrug circa 25 Prozent. Aber einige wenige inaktive Menschen, die an der Intervention teilnahmen, konnten ihre maximale Sauerstoffaufnahme *verdoppeln*. Sie stieg also um 100 Prozent. Einige andere hingegen wurden als nicht reaktiv eingestuft. Das heißt, es gab inaktive Personen, die ein 20-wöchiges Trainingsprogramm absolvierten, ohne ihre Fitness signifikant zu verbessern.

Aber es gibt etwas, das noch erstaunlicher ist. Etwa zwei Prozent der Probanden verzeichneten während der HERITAGE-Studie einen *Abbau* der Fitness. Sie haben richtig gelesen – nach 20 Wochen bzw. fünf Monaten, in denen sie unter Aufsicht Ausdauertraining betrieben, waren sie weniger fit als zuvor. Folgestudien von Bouchard und anderen Forschern zeigten, dass es Personen gab, deren Blutdruck-, Cholesterin-, Triglycerid- und Insulinwerte sich trotz des regelmäßigen Trainings nicht veränderten. Bei einer kleinen Gruppe sorgte das Training sogar für einen Anstieg des systolischen Blutdrucks, eine

Zunahme des »schlechten« LDL-Cholesterins und eine Abnahme der Insulinsensitivität.

Die HERITAGE-Studie und ähnliche Studien kamen somit zu dem Schluss, dass manche Menschen eben nicht auf Training ansprechen, allerdings sind es nur sehr wenige. Nur weil sich die kardiorespiratorische Fitness durch Sport nicht steigert, heißt das noch nicht, dass sich die Insulinsensitivität nicht bessern kann – und umgekehrt können diejenigen, deren Insulinsensitivität nicht zunimmt, ihre kardiorespiratorische Fitness trotzdem erhöhen. Das Fazit ist: Wir Menschen sind erstaunlich verschieden. Es gibt manche Leute, die partout nicht gern trainieren. Und darunter können sich gewiss einige Personen befinden, die gar nicht auf Training ansprechen: Sie trainieren nicht gerne, weil sie nicht darauf ansprechen. Die Sportbegeisterten unter uns sollten sich vergegenwärtigen, dass es Menschen gibt, die sehr gute Gründe dafür haben, auf körperliche Aktivität zu verzichten.

Aber die Studien, die aufgezeigt haben, dass es Non-Responder gibt, bezogen sich immer auf traditionelles Ausdauertraining, das bei gleichbleibendem Tempo und moderater Intensität über eine Dauer von 30 bis 60 Minuten erfolgte.

Würde es in den HIIT-Studien also auch Non-Responder geben?

Um diese Frage wirklich gründlich zu beantworten, brauchten Trainingsphysiologen eine große Studie – wie die HERITAGE-Studie, die ein gewaltiges Projekt gewesen war: eine fünfmonatige Intervention, an der vier klinische Zentren beteiligt waren und die 742 Teilnehmer umfasste. Eine vergleichbare HIIT-Studie würde Millionen Dollar kosten.

In Ermangelung einer derart umfassenden Studie über Intervalltraining griffen Michael Joyner von der Mayo Clinic und einige Kollegen unter der Leitung von Andrew Bacon zu einer Alternative: Sie veröffentlichten 2013 eine Metaanalyse, also eine Studie über bestehende wissenschaftliche Studien, um die Ergebnisse der unterschiedlichen Ansätze zusammenzufassen und miteinander zu vergleichen. Sie berücksichtigten 37 Studien, die zwischen 1965 und 2012 durchgeführt wurden und an denen insgesamt 334 Probanden teilgenommen hatten. Vielleicht ahnen Sie schon, was sie herausfanden. Trotz insgesamt kürzerer Workouts und wesentlich kürzerer Belastungsphasen konnte durch intensives Intervalltraining eine höhere Steigerung der kardiorespiratorischen Fitness erzielt werden als durch deutlich längeres Ausdauertraining. Joyner und seine Mitautoren kamen zu dem Schluss, dass die härtesten Fitnessprogramme, die aus Intervallworkouts mit drei- bis fünfminütigen Sprints und intensiven Ausdauereinheiten bestanden, bei allen Subjekten »eine deutliche Trainingsreaktion« auslösten – d. h. dass jeder, der an diesen Protokollen teilnahm, seine maximale Sauerstoffaufnahme verbesserte.

Joyners Forschung legt nahe, dass wir unsere Annahmen überdenken sollten. Vielleicht gibt es doch keine Non-Responder. Vielleicht haben wir diesen Menschen einfach nicht die richtige Trainingsform angeboten. Und so vollzieht sich jetzt in der Trainingsphysiologie ein enormer Wandel hin zu individualisierten, maßgeschneiderten Protokollen, damit jede Person die richtige Art von Training in der richtigen Dosis erhält, um den größtmögliche Nutzen daraus zu ziehen. Dadurch soll das Training für jeden Einzelnen effizienter werden, was in Zukunft sicher geschehen wird.

MASSGESCHNEIDERTE TRAININGSGESTALTUNG

Auf den Einzelnen individuell zugeschnittene Behandlungsmethoden sind bereits im Kampf gegen Krebs im Einsatz, der mit zunehmend ausgefeilteren Waffen geführt wird. Wir haben uns enorm weiterentwickelt. Vorbei sind die Zeiten, in denen Onkologen eine Handvoll giftiger Cocktails einsetzten, um ein breites Spektrum an Krebsarten zu behandeln. Ein Onkologe entnimmt heutzutage als Allererstes eine Gewebeprobe des Tumors. Dann sieht er sich dessen Beschaffenheit an, analysiert das Genom, betrachtet einige andere Biomarker und trifft dann eine Entscheidung zugunsten der besten Verordnung, um diesen speziellen Krebs zu bekämpfen. Manchmal werden die eigenen Immunzellen des Patienten verwendet, d. h., es existieren genauso viele Ansätze zur Krebsbekämpfung, wie es Menschen auf der Welt gibt.

Es bleibt abzuwarten, ob Training jemals in einem solchen Ausmaß personalisiert wird. Schließlich gibt es nur eine begrenzte Anzahl von Übungen und Abläufen. Physiologen hoffen dennoch, dass Workouts künftig – wie ein Maßanzug – an jede Person maximal individuell angepasst werden. Vielleicht werden Sie eines Tages Ihr neues Fitnessprogramm damit beginnen, dass Ihr Coach eine Speichelprobe entnimmt, um Ihr Stoffwechselprofil zu bestimmen. Daraufhin erhalten Sie eine speziell auf Sie abgestimmte, optimale Kombination aus Widerstands-, Ausdauer- und hochintensivem Intervalltraining, mit der Sie möglichst effizient in Form kommen.

Mit einem solchen Ansatz könnten wir uns von der Vorstellung verabschieden, dass es Non-Responder gibt, die nicht auf Training ansprechen. Weil wir genau bestimmen können, welche Art von Training Sie – und jeder andere – brauchen.

DER TRAININGSFAKTOR

Forscher sind schon seit Jahrzehnten auf der Suche nach etwas, das uns vermutlich näher an eine Zukunft bringt, in der individualisiertes Training die Norm ist: eine Substanz, mit der sich die gesundheitlichen Vorteile auslösen lassen, die Bewegung auf den menschlichen Körper ausübt. Diese Substanz sollte die Antwort auf die Frage sein, die Wissenschaftler seit Jahren beschäftigt. Sportliche Betätigung sorgt für vielfältige physische Veränderungen, die wiederum in den verschiedenen Körpersystemen gesundheitliche Vorteile herbeiführen. Doch was genau bewirkt diese Veränderungen? Wie können kontrahierende Muskeln dermaßen komplexe und vielfältige metabolische und physiologische Impulse erzeugen?

Laut einem Überblicksartikel von Bente Klarlund Pedersen vom Kopenhagener Muskelforschungszentrum nimmt der Physiologe Erling Asmussen an, dass es möglicherweise eine Substanz gibt, die Stoffwechselvorgänge reguliert. Wenn dies tatsächlich der Fall sein sollte, dann wäre es theoretisch möglich, diese Substanz zu synthetisieren und zu verabreichen: eine Trainingspille sozusagen. Auf einem Symposium in Dallas im Januar 1966 nannte Asmussen das Signal den »Arbeitsreiz« oder »Arbeitsfaktor«. Andere bezeichneten es als »Trainingsfaktor.«

Zuerst wurde angenommen, dass der Auslöser im endokrinen Gewebe zu finden sein müsse, was bedeutet hätte, dass die Substanz ein Hormon ist.

Dem traditionellen Verständnis nach sind Hormonen Substanzen, die von einer endokrinen Drüse freigesetzt werden – der Bauchspeicheldrüse oder Hirnanhangsdrüse etwa –, ins Blut gelangen und auf ein Zielgewebe eine bestimmte Wirkung haben. Melatonin wird von der Zirbeldrüse im Gehirn ausgeschüttet und gibt dem Körper das Signal, dass es Zeit zum Schlafen ist. Adrenalin wird von den Nebennieren ausgeschüttet, die wie Kappen auf den Nieren sitzen, um – neben anderen Stoffwechselwirkungen – den Körper in einen Erregungszustand zu versetzen.

Mitte der 1990er-Jahre erkannten Physiologen, dass eine Substanz namens Interleukin-6 (IL-6) durch körperliche Aktivität zunimmt. Mehr noch: Je intensiver die Aktivität war, umso mehr IL-6 ließ sich im Blut nachweisen.

Aber woher stammte das IL-6? Was setzte es frei? Zuerst vermuteten die Forscher, Immunzellen seien die Quelle. Aber einer Analyse nach erhöhte sich das IL-6, das aus bestimmten Immunzellen kam, nach dem Training nicht. War es also die Leber? Ähnliche Experimente an Lebergewebe offenbarten, dass IL-6 auch dort infolge von Training nicht zunahm.

Erst Ende der 1990er-Jahre begriffen die Forscher am Muskelforschungszentrum in Kopenhagen etwas, das sie näher an die Lösung des Rätsels führte. Indem sie Muskelproben der Probanden vor und nach dem Training entnahmen, fanden sie heraus, dass der Muskel im Ruhezustand sehr wenig IL-6 enthält. Im trainierten Muskel hatte das IL-6 jedoch massiv zugenommen. Forscher führten auch Experimente an Ratten durch. Sie simulierten in einem Hinterbein des Nagetiers Kontraktionen, während das andere Bein in Ruhelage blieb. Die anschließende Analyse ergab erhöhte Werte von IL-6 mRNA (Boten-Ribonukleinsäure) im kontrahierenden Muskel, während das Niveau im ruhenden Muskel unverändert blieb. Zur abschließenden Verifikation setzten die Forscher einen Katheter in die Arterie ein, die das Blut in den Muskel beförderte, wie auch in die Venen, die das Blut vom Muskel zum Herzen zurücktransportierten. Wie vermutet nahm durch das Training das IL-6 in der Vene zu, die das Blut vom Muskel wegtransportierte. Darauf folgte, dass das IL-6 im Muskel selbst gebildet wurde.

Ein schwedisches Team unter der Leitung von Ville Wallenius wollte mehr über die Funktion von IL-6 erfahren. Dazu änderten sie das genetische Profil von Mäusen so, dass sie kein IL-6 bilden konnten. Die Mäuse wurden adipös –

doch die Injektion mit Ersatz-IL-6 führte dazu, dass sie wieder abnahmen. Die Forscher hatten einen möglichen Kandidaten für den gesuchten Trainingsfaktor gefunden.

Das ist wirklich coole, hochaktuelle Forschung. In nur zehn Jahren hat sich unser Verständnis von der Art und Weise, wie der Körper auf Training reagiert, drastisch verändert. Dasselbe gilt für unser Verständnis der Funktionsweise von Muskeln. Früher dachten wir, dass Muskelgewebe in erster Linie eine mechanische Funktion erfüllt. Bei einer durchschnittlich trainierten Person macht die Skelettmuskulatur etwa 40 Prozent des Gesamtgewichts aus, womit sie das schwerste Organ im Körper ist. Und wir dachten, dass die Muskulatur ein stummer Befehlsempfänger ist, der nicht kommunizieren kann, sondern nur drückt, zieht und arbeitet, wenn die Nervenzellen den Befehl dazu geben.

Wir hatten ähnliche Vorstellungen über Fettgewebe, auch bekannt als Fettzellen, die man zuvor als reine Energiespeicher betrachtete; Energiequellen, die unter der Oberfläche schlummern wie ein Kohlevorkommen in den Adirondack Mountains.

Unsere Vorstellung von Muskel- und Fettzellen hat sich mittlerweile gewandelt. Wir wissen jetzt, dass sie nicht stumm sind, sondern kommunizieren und auf vielfältige Weise zum Gesamtkunstwerk Körper beitragen. Forscher, die mit dem Muskelforschungszentrum Kopenhagen zusammenarbeiten und die Ursprünge und Wirkung von IL-6 auf den menschlichen Körper eingehender untersucht haben, schlugen vor, die Substanzen, die das Muskelgewebe infolge von Sport freisetzt, als Myokine zu bezeichnen.

Nach dem IL-6 sind noch weitere Myokine identifiziert worden. Sie tragen Abkürzungen wie LIF, IL-4 und BDNF, und man nimmt an, dass jedes Myokin im Körper eine andere Reaktion bewirkt. Man nimmt mittlerweile an, dass Muskelzellen in der Lage sind, Hunderte verschiedener Stoffe auszuschütten, die jeweils eine spezielle Kommunikationsfunktion haben. Die Substanzen, die von den Fettzellen ausgeschüttet werden, sind von ähnlicher Komplexität.

Die Forscher Bente Pedersen und Mark Febbraio bezeichnen die Beziehung zwischen den Myokinen und den Signalen, die von den Fettzellen (den sogenannten Adipokinen) gesendet werden, als »Yin- und-Yang-Balance«. Wenn wir so aktiv sind, wie wir es eigentlich sein müssten, zirkulieren die Adipokine im Körper und regen diesen dazu an, seine Fettzellen gut zu hüten – vermutlich als steinzeitliche Überlebensstrategie, damit der Körper unregelmäßig auftretende Dürre- und Hungerperioden übersteht. Adipokine können dafür sorgen, dass der Körper den Blutzucker *nicht* reguliert. Sie können auch die Arterienverkalkung fördern.

Wenn wir Sport treiben, bekämpfen die vom kontrahierenden Muskel freigesetzten Myokine die Adipokine, wodurch eine Reihe gesundheitlich günstiger Prozesse ausgelöst werden. Man nimmt zum Beispiel an, dass IL-6 freigesetzt wird, wenn die muskeleigenen Glykogenspeicher niedrig sind. Dieser Zustand führt zur Verbrennung von Fettzellen und hilft dem Körper, seinen Blutzuckerspiegel zu kontrollieren. IL-15 könnte auch zur Regulierung des Bauchfetts beitragen. Insulin-Wachstumsfaktor 1 und Fibroblasten-Wachstumsfaktor 2 (FGF-2) könnten dabei helfen, stärkere Knochen zu bilden. Follistatin-related Protein 1 trägt zur Gesundheit der Gefäßwände bei. Wieder andere Myokine beugen der Entwicklung von Krebstumoren vor. Und viele dieser Myokine sorgen dafür, dass die Muskeln von innen heraus stärker werden.

Mit dem Bild von Yin und Yang, den gesundheitsfördernden Wirkungen der Myokine und der lebensverkürzenden Wirkung der Adipokine liefern Pedersen und Febbraio Anhaltspunkte über den Mechanismus, wie Training die Gesundheit fördert, während Inaktivität das Gegenteil bewirkt. Die Signale, also die Myokine und Adipokine, sind gewissermaßen verschlüsselte Botschaften, die von verfeindeten Kriegsparteien gesendet werden und zum ewigen Kampf beitragen, der von der Wiege bis zur Bahre im Körper tobt.

GIBT ES EINE TRAININGSPILLE?

Mein langjähriger Kollege an der McMaster University, Mark Tarnopolsky, hat faszinierende Studien über die außergewöhnliche Wirkung durchgeführt, die Training auf alle Gewebearten im Körper haben kann. Eine dieser erstaunlichen Studien wurde 2011 veröffentlicht und veranschaulicht, wie Training die normalen Auswirkungen des Alterungsprozesses verzögerte und teilweise umkehrte. In der Studie kamen Mäuse zum Einsatz, die genetisch so verändert worden waren, dass sie ihre Mitochondrien nicht reparieren konnten.

Mit zunehmendem Alter fällt es nämlich uns Menschen immer schwerer, neue Mitochondrien zu bilden. Stellen wir uns vor, dass eine Muskelzelle ein fehlerhaftes Mitochondrium baut. Im Idealfall kann die Zelle die Organelle selbst reparieren, aber mit zunehmendem Alter lässt diese Fähigkeit nach. Tarnopolskys Mäuse waren so manipuliert, dass sie von Geburt an nicht in der Lage waren, ihre Mitochondrien zu reparieren. Dementsprechend alterten seine Versuchsmäuse schneller als üblich. Ihr Fell wurde wesentlicher schneller grau und bekam kahle Stellen. Ihre Geschlechtsorgane schrumpften. Ihre Haut wurde faltig und sie bewegten sich langsamer als normal.

Eine Gruppe gentechnisch veränderter Mäuse alterte jedoch nicht vorzeitig, obwohl auch sie ihre Mitochondrien nicht reparieren konnten – das waren die Mäuse, die sich bewegten. In Tarnopolskys Labor liefen die Tiere dreimal wöchentlich 45 Minuten täglich auf kleinen Laufrädern. Sie waren weder schwach noch gebrechlich, sondern verfügten über eine normale Muskelmasse. Auch ihre Gehirne, Herzen und Geschlechtsorgane waren gesund, sogar ihr Fell glänzte.

Die aktiven Mäuse hatten wesentlich mehr Mitochondrien, als sie angesichts ihrer genetischen Manipulation eigentlich hätten haben sollen. Was bewirkte ihr Training also? Tarnopolsky prägte den Begriff »Exerkin«, um die Gesamtheit dessen zu beschreiben, was bei Training freigesetzt wird und die systemischen Vorteile körperlicher Aktivität beschreibt. Der Begriff ist allgemeiner als »Myokin«, womit die Botenstoffe bezeichnet werden, die von der Muskulatur ausgeschüttet werden. Vielleicht trägt ein Exerkin dazu bei, dass das Haarkleid der Mäuse dicht und seidig bleibt, während ein anderes Exerkin für die Aufrechterhaltung der Zeugungsfähigkeit sorgt. Oder vielleicht ist ein und dieselbe Substanz dafür verantwortlich – ein einziges, superwirksames Exerkin.

Tarnopolsky glaubt auf jeden Fall, dass schon bald, also innerhalb der nächsten zehn Jahre, die Exerkine, die für die verjüngende Wirkung des Trainings verantwortlich sind, als Medikamente verfügbar sein werden, die möglicherweise gespritzt werden können. Tarnopolsky ist ein weltweit anerkannter Experte für mitochondriale Krankheiten wie das Leigh-Syndrom und chronisch progressive externe Ophthalmoplegie (Augenmuskellähmung), die zu Symptomen wie eingeschränkte Bewegungsfähigkeit, Lähmung und vorzeitigem Tod führen. Viele Patienten, die an diesen Krankheiten leiden, profitieren von körperlicher Aktivität, weil sie die Gesundheit der Mitochondrien fördert. Als klinischer Wissenschaftler hofft Tarnopolsky, dass seine Erkenntnisse zur effektiven Behandlung von Menschen mit mitochondrialen und anderen neuromuskulären Krankheiten beitragen.

Er prognostiziert aber noch andere Anwendungsmöglichkeiten. Therapeutische Exerkine könnten uns dem Zukunftsszenario näherbringen, das wir am Anfang dieses Buchs geschildert haben: einer Trainingspille. Etwas, das den Menschen, die es dringend brauchen, die Vorteile von Training bietet, etwa um die Sauerstoffversorgung im Körper zu verbessern, das Risiko von Herzkrankheit und Diabetes zu reduzieren und den Alterungsprozess zu verlangsamen.

»Das Konzept der Einnahme einer Pille, um die gesundheitlichen Vorteile körperlicher Aktivität zu erlangen, ohne diese betreiben zu müssen, wirkt auf einen Großteil der inaktiven Bevölkerung ausgesprochen reizvoll«, schrieben John Hawley und John Holloszy 2009 in einem Bericht über den aktuellen Forschungsstand zur Trainingspille. »Es ist auch für große Pharmakonzerne attraktiv, die einen großen Absatzmarkt und lukrative Profite wittern.«

In Wirklichkeit wird es schwierig sein, eine Pille zu entwickeln, die alle Wirkungen in sich vereint, die ein regelmäßiges Training hervorruft. Die Auswirkungen körperlicher Aktivität sind einfach zu vielfältig und weitreichend. Aktuell kommen Substanzen, die eine spezielle chemische Verbindung im Körper simulieren, einer solchen Wunderpille am nächsten. Ein Mittel, das unter dem Akronym AICAR bekannt ist (das ich am Anfang des Buchs erwähnt habe, mit vollem Namen 5-Aminoimidazol-4-Carboxamid-1-Beta-D-Ribofuranosid) »ahmt« Adenosinmonophosphat oder AMP nach, das eine Reihe trainingsspezifischer Reaktionen auslösen kann. Bei Ratten, denen ein Monat lang AICAR gespritzt wurde, verbesserte sich die Mitochondrienzahl in ihren Muskelzellen. Ähnliche Experimente an Mäusen führten zu einer 44-prozentigen Zunahme der Laufausdauer. Manche Forscher sind der Meinung, dass AICAR dazu beitragen könnte, altersbedingten Muskelschwund zu behandeln. Hawley und Holloszy halten eine langfristige Einnahme allerdings für problematisch, weil diese vielmehr zu einem Muskelschwund beitragen könnte.

Ich teile die Skepsis vieler Physiologen hinsichtlich der Möglichkeiten einer Trainingspille, die uns näher an eine Realität führt, in der manche Leute glauben, sich gar nicht mehr bewegen zu müssen. »Ganz gleich, wie weit wir mit Exerkinen oder anderen Substanzen kommen, die besten Ergebnisse erzielt man immer durch echtes Training«, sagt Tarnopolsky. »Es gibt so viele Prozesse, die beim Sport im Körper ablaufen, dass es schier unmöglich ist, mit einem Präparat *alle* Effekte nachzuahmen. Die Stöße und das Abfedern beim Laufen verbessern beispielsweise die Knochendichte. Die höhere Körpertemperatur regt den Stoffwechsel an. Zugbewegungen stärken die Sehnen. All das erzielen Sie weder mit Exerkinen noch mit einem anderen Medikament. Das erreichen Sie nur mit echter Bewegung.«

Im Vergleich zu unseren Vorfahren sind wir schon jetzt sehr träge. »Ein inaktives Leben ist mittlerweile so verbreitet, dass wir körperliche Aktivität als gesundheitsfördernd bewerben müssen, obwohl sie biologisch gesehen der Normalzustand ist«, betonen Hawley und Holloszy. »Es ist vielmehr die Bewegungsarmut, die anormal ist und gesundheitliche Risiken birgt.« Könnte eine Trainingspille die gesundheitlichen Risiken minimieren, die durch noch extremere Inaktivität entstehen? Ich kann es mir nicht vorstellen, aber das wird sich noch zeigen.

WILLKOMMEN IN DER ZUKUNFT

Wir begreifen zunehmend, wie wichtig körperliche Aktivität ist. Intervalltraining stellt eine hocheffiziente Methode dar, um die erforderliche Dosis an körperlicher Aktivität zu leisten. Durch Protokolle wie das One-Minute-Workout haben wir die Möglichkeit, unsere kardiovaskuläre Fitness schneller denn je zu verbessern. Mit einem Intervalltraining, das Körpergewichtsübungen einbezieht, können wir gleichzeitig unsere Kraft verbessern. Heutzutage kann man in nur zehn Minuten – oder weniger – ein gutes Workout absolvieren.

Zurzeit wende ich in den meisten meiner Workouts hochintensive Techniken an. Das heißt nicht, dass ich nicht gern mit meinem Hund lange Spaziergänge unternehme. Die mache ich immer noch, aber wenn ich meine Fitness trainieren will, greife ich auf Intervalle zurück. Ich bin mir durchaus bewusst, dass nicht jeder meine Meinung teilen wird. Am besten betrachtet man Intervalltraining und seine verschiedenen mehr oder weniger intensiven Formen als eine Technik unter vielen, um fit und gesund zu bleiben. Im Hinblick auf die Verbesserung der kardiovaskulären Fitness ist dieser Ansatz effizienter, aber das heißt noch lange nicht, dass herkömmliches Ausdauertraining nicht auch seine Vorteile hat. Es gibt viele Menschen, die gern mit Musik aus dem Kopfhörer eine lange Lauf-, Schwimm- oder Fahrradeinheit absolvieren. Wenn das entspannend auf Sie wirkt, hat das Training für sich genommen bereits eine therapeutische Wirkung. Genauso erhöht traditionelles Hanteltraining nach wie vor die Kraft. Das Schöne an Intervalltechniken ist, dass man sie für beides nutzen kann.

Zumindest kann Intervalltraining dabei helfen, den Teufelskreis zu durchbrechen, der manche Menschen davon abhält, sich in dem Ausmaß zu bewegen, das ihnen guttäte. Und das passiert ständig. Ein stressiger Arbeitstag verleitet dazu, das Workout ausfallen zu lassen. Weil die Bewegung Spannung abgebaut hätte, kumuliert sich der Stress. Und somit hat man am nächsten Tag wahrscheinlich noch weniger Lust zu trainieren. So gehen die Tage ins Land. Sie haben eine ganze Woche nicht trainiert. Sie fühlen sich behäbiger, unfitter und gestresster denn je.

Ich befand mich in einer solchen Abwärtsspirale, als ich kurz davorstand, den ersten Entwurf dieses Buchs fertigzustellen. Das war während der Feiertage. Wir hatten Besuch, ich musste arbeiten, mein Sohn musste zu einem Eishockeyspiel und zu allem Überfluss war ich für das Abendessen zuständig. Ohne Intervalltraining wäre ich an diesem Tag nicht in der Lage gewesen, ein Workout einzuschieben, schließlich hatte ich keine Stunde Zeit für mich.

Aber dank der Wissenschaft des Intervalltrainings wusste ich mittlerweile, dass ich mit individuellen Sprints meine körperliche und mentale Fitness verbessern konnte. Also reichte ein kleines Zeitfenster – zum Beispiel nachdem ich den Festtagsbraten in den Ofen geschoben hatte und kurz bevor wir uns an den Tisch setzten –, um kurz im Keller zu verschwinden und auf meinem Fahrradergometer ein kurzes Sprintworkout zu machen. Mein Protokoll entsprach keinem vordefinierten Workout, das ich oder jemand anders ausgearbeitet hatte. Aber Intervalle sind schließlich so variabel, dass man sich nicht streng an die Vorgaben eines Protokolls halten muss. Es bestand an diesem Tag aus fünf harten Sprints à 60 Sekunden – insgesamt zehn Minuten inklusive Warm-up und Cool-down. Trotz der kurzen Trainingsdauer kam ich so zu einem passablen Workout, mit dem ich meine kardiovaskuläre Fitness etwa genauso gut erhalten konnte wie mit 50 Minuten moderater, kontinuierlicher Aktivität.

Das ist die Botschaft, die Sie hoffentlich verinnerlicht haben, wenn Sie dieses Buch beiseitelegen: Körperliche Aktivität zählt zu den wichtigsten Maßnahmen, die Sie ergreifen können, um länger zu leben und Ihre Lebensqualität zu verbessern. Intervalltraining befreit Sie von der zeitlichen Verpflichtung, die oft mit der regelmäßigen Ausübung einer Form von sportlicher Betätigung einhergeht. Es kann Sie auch von dem Zwang befreien, Ihr gesamtes Workout am Stück zu absolvieren.

Sie müssen Ihr Leben nicht an Ihr Training anpassen, sondern können Ihr Workout jetzt mühelos in Ihren Alltag integrieren und im Laufe des Tages hie und da ein wenig trainieren, wenn Sie gerade Zeit haben oder zwischendurch eine kurze Pause brauchen, um abzuschalten und Stress abzubauen. Um die Techniken des Intervalltrainings anzuwenden, müssen Sie *nicht* regelmäßig in den Fitnessklub gehen. Sie müssen nur die Trainingsintensität erhöhen und dann wieder senken – und diesen Vorgang wiederholen. Worauf warten Sie noch? Schnüren Sie Ihre Sportschuhe und los geht's!

DANKSAGUNG

Jedes Projekt dieser Art ist eine gemeinschaftliche Arbeit, und dieses Buch spiegelt den unermüdlichen Einsatz einer großen Anzahl von Personen wider.

Chris Shulgan hat die Saat gelegt und ermunterte mich, meine Idee für das Buch in die Tat umzusetzen. Ich kann mir keinen besseren Mitautor für dieses Projekt wünschen, das in echter Teamarbeit entstand.

Ich bedanke mich außerdem für die professionelle Unterstützung und die Ratschläge aller Mitarbeiter von Penguin Random House und der Literaturagentur McDermid, insbesondere Caroline Sutton und Chris Bucci.

Die McMaster University ist die einzige berufliche Heimat, die ich als Professor bisher kennengelernt habe. Ich bin vielen Leuten, die dort tätig sind, zu größtem Dank verpflichtet.

Studien, die in meinem Labor durchgeführt und in diesem Buch zitiert werden, spiegeln das kollektive Talent, schöpferische Denken und Engagement einer erstaunlichen Gruppe von angehenden bzw. fertig ausgebildeten Forschern wider.

Ich möchte mich speziell bei Dr. Mark Tarnopolsky bedanken, der meine Forschung an der McMaster University unterstützt hat, und möchte an dieser Stelle meine ehemaligen Studenten Kirsten Burgomaster, Jon Little und Jenna Gillen hervorheben. Den vielen anderen Mitarbeitern, die ebenfalls wertvolle Beiträge geleistet haben, zolle ich in der Autorenliste unserer Veröffentlichungen meine Anerkennung.

Ein Großteil meiner Forschung wurde mit öffentlichen Mitteln gefördert. Ich bin für die Bezuschussung überaus dankbar und hoffe, dass meine Arbeit sich der Investition würdig erweist.

Die Wissenschaft ist eine spannende Reise ins Ungewisse, die mir ohne meine fabelhafte Familie aber nur wenig Freude bereiten würde. Danke, Lisa, Connor und Matthew – für eure grenzenlose Liebe und Unterstützung.

Dieses Buch widme ich meiner wunderbaren Mutter Hazel und meinem verstorbenen Vater Larry, der sicher sehr stolz darauf gewesen wäre.

REGISTER

W

X

Z

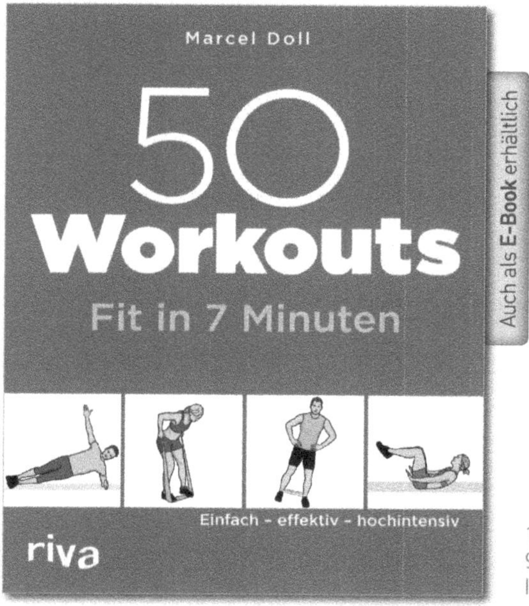

144 Seiten
9,99 € (D) | 10,30 € (A)
ISBN 978-3-7423-0173-4

Marcel Doll

50 Workouts – Fit in 7 Minuten

Einfach – effektiv – hochintensiv

Ein kurzes hochintensives Workout ist deutlich wirkungsvoller als langes Cardio- oder Krafttraining niedriger Intensität. Mit ein paar wenigen Geräten und nur 7 Minuten Zeit lässt sich bereits ein großer Trainingseffekt erzielen. Vom Bauch-Beine-Po-Training über Kettlebell-, Miniband- und Hantelübungen bis zu schnellen HIT- und Cardioworkouts bietet dieser Fitnessratgeber 50 schnelle Trainingseinheiten, die einfach in den Alltag integriert werden können. Dabei werden Kraft, Ausdauer oder Schnelligkeit trainiert – je nach Trainingsplan. Alle Workouts sind übersichtlich dargestellt und komplett illustriert und dank unterschiedlicher Schwierigkeitsgrade sowohl für Einsteiger als auch für Fortgeschrittene geeignet. Zudem werden alle Übungen in einem Extrakapitel nochmals ausführlich beschrieben.

riva